T0243994

Alquimia materna

Alquimia materna

Transforma tu maternidad
para convertir la culpa en gozo

Ana Acosta

VERGARA

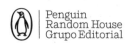

Penguin
Random House
Grupo Editorial

Primera edición: octubre de 2023

© 2023, Ana Acosta
© 2023, Penguin Random House Grupo Editorial, S. A. U.
Travessera de Gràcia, 47-49. 08021 Barcelona

Printed in Spain – Impreso en España

ISBN: 978-84-18045-69-1
Depósito legal: B-13.746-2023

Compuesto en Llibresimes, S. L.

Impreso en Romanyà Valls, S. A.
Capellades (Barcelona)

VE 4 5 6 9 1

*A mis hijos, por despertarme del letargo,
enseñarme lo que es amar sin condiciones y ser partícipes necesarios
en la deconstrucción de la mujer que soy hoy.*

*A mis padres y abuelos, por sostener mis delirios
y creer siempre en mí. Por su paciencia y su presencia.*

*A mis hermanos de sangre y de la vida, suegros, cuñados
y amigos de los seis continentes,
por regalarme tantas lecciones y aceptarme tal cual soy.*

*A mi compañero y padre de mis hijos,
por ejercer su paternidad con conciencia,
por empujarme sin saberlo a cuestionar roles arcaicos
y por ser el espejo en el que reflejo tanto mis atributos
como mis miserias.*

*A la tribu virtual de madres de @mamaminimalista,
por su acompañamiento incondicional
y por ser inagotable fuente de inspiración.
No estaría donde estoy ni sería la que soy sin vosotras.*

A mis antepasadas y mi linaje femenino materno.

*A todas las mujeres valientes que cuestionaron
a lo largo de la historia paradigmas obsoletos
y abrieron el camino para la deconstrucción de la maternidad
perfecta e idílica, liberándonos de ligaduras obsoletas
e innecesarias.*

*A mi «perrhija» Luna, por su compañía
y sus mimos en mis noches de escritura.*

ÍNDICE

INTRODUCCIÓN

La maternidad me hizo invencible y a la vez invisible, valiente y a la vez temerosa, más consciente, menos frágil, más humana, menos egocéntrica, más sorora, menos individualista. La maternidad me hizo valorar la vida, me hizo valorar más el tiempo presente. La maternidad me empoderó, pero también me desesperó, me drenó, me aturdió, me deprimió por momentos. Me enseñó muchísimo sobre mí misma y sobre quienes me rodeaban. Me hizo redefinir las palabras «amistad», «tribu», «infancia», «familia», «trabajo», «paciencia», «pareja». Me curó algunas heridas, me provocó heridas nuevas. La maternidad me dio la chance de reencontrarme con mi lado lúdico, con mi niña interior. Me obligó a jugar de nuevo, a fluir como y con mis hijos. La maternidad me regaló una nueva oportunidad de trabajar en mí misma, diría que me empujó a hacerlo. Y ya habiendo surfeado los primeros años de maternar, he aprendido del mar, de las corrientes, he aprendido a reconocer la marea y saber cuál es la mejor ola para subirme en la tabla y danzar en ella. Me he caído muchas veces, pero quien no se equivoca no aprende. La maternidad es el mayor desafío y la mayor recompensa. La maternidad me hizo visible a los ojos correctos.

ANA ACOSTA RODRIGUEZ,
La metamorfosis de una madre

Desde que fui madre por primera vez, no viajé sola hasta que mi primer hijo tuvo cuatro años. Me fui a un retiro de meditación en Madrid y pasé una noche fuera de casa. Los preparativos del viaje fueron muy pautados, con mucha antelación; quería dejarle a mi marido todas las indicaciones de las rutinas de los peques, horarios, preferencias...

Fantaseaba con dormir toda la noche sin despertarme, sola por primera vez, estirando las piernas y los brazos por toda la cama sin estar hecha una bolita en un rincón o tener a una de mis criaturas encima. Ya solo con el viaje en autobús y en tren me sentí como si estuviera yéndome de vacaciones al Caribe. Antes de tener hijos, no me gustaba nada viajar en autobús, se me hacía eterno y aburrido, pero una vez que fui madre, trasladarme sin cochecito, sin pañales, sin sillita para el coche, sin bebés colgando, llorando y pidiendo atención, era como un privilegio. Tan solo poder leer un libro o simplemente dormir en el viaje eran lujos para mí. Cuando llegué al convento en donde se llevaba a cabo el retiro estaba feliz, pero, a la vez, un poco nerviosa; estaba allí, pero al mismo tiempo una parte de mí seguía en casa. Al llegar la noche mi entusiasmo era evidente, ¡iba a poder dormir de un tirón! Sin embargo, aquellas expectativas se derrumbaron, pues no pude pegar ojo en toda la noche; estaba preocupada, me sentía terriblemente culpable de haber dejado a mis hijos con su padre, me causaba ansiedad pensar que justo se fueran a hacer daño o a enfermar cuando yo no estaba o que no pudieran dormir porque me echaran de menos, y esas emociones también me frustraban, ya que el padre de mis críos había estado viajando cinco días al mes desde que eran recién nacidos, pero nunca me había comentado que se sintiera culpable, temeroso o que no pudiera dormir. ¿Por qué a mí sí me pasaba y a él no? Recuerdo que, al día siguiente, la primera meditación era a las siete de la mañana, pero yo a las cinco ya estaba arriba. Durante la jornada, le enviaba mensajes a cada rato a mi pareja para ver si estaban bien, si tenía que regresar, si los críos estaban llorando mucho. Sentía que no merecía estar allí, que era egoísta por haberlos dejado «solos», aun a sabiendas de que estaban con su padre.

Hoy, en retrospectiva, me doy cuenta de lo mucho que me pesaba aún el rol de la madre perfecta, lo mucho que me pesaba sostener una maternidad intensiva. En aquel momento, aunque ya estaba trabajando para romper con esas expectativas de madre sumisa y mártir, a nivel inconsciente, todavía me afectaba, me removía, me generaba culpa. No solo eso, también me pesaba mucho el rol de la «madre consciente» o la madre respetuosa, que antepone siempre y en todo momento las necesidades de la criatura. Mi hija menor tenía ya dos años y medio, pero esas expectativas asfixian y terminan siendo una presión más. Es más, había oído decir a una famosa modelo que ella no había viajado sola hasta que su hija había cumplido dos años porque el psicólogo le había dicho que a partir de esa edad los bebés ya pueden pasar una noche sin su madre, y se me había grabado a fuego.

Y, con todo ese peso encima, justificaba mi ansiedad diciéndole a la gente que no viajaba sola porque mis hijos no estaban preparados, pero, en realidad, la que no estaba preparada era yo, y no porque no me apeteciera, sino porque no quería ser una «mala madre». Esto que me ocurrió a mí creo que nos pasa a la gran mayoría de las madres, pues compartimos el arquetipo de la mamá superheroína, la que aguanta, la que se posterga, la que siempre contiene...

Tiempo después, al trabajar en terapia, asesoría y círculos de mujeres con miles de madres de habla hispana de diferentes partes del mundo, me di cuenta de que no era la única a la que le acechaban continuamente el agotamiento emocional y la ansiedad por su rol de madre. Fui consciente de lo importante que es abordar estas emociones y trabajar en ellas para poder ser las madres que merecemos ser, libres de culpas impuestas, gozosas y plenas, y, por ese motivo, decidí escribir este libro: para acompañarte, para ayudarte a sanar, para que tomes conciencia de tus propias heridas, para que trasciendas la culpa e interrumpas el ciclo. Si hay algo que todas las madres compartimos en mayor o menor medida y que trasciende aspectos socioeconómicos y demográficos es la culpa materna. Si tuviste que regresar a trabajar al acabar la baja por maternidad, te sientes culpable por no pasar demasiado tiempo con tus hijos. Si decides poner en pausa tu carrera unos años y te quedas en casa para cuidar a tus hijos a tiempo completo, te sientes culpable por no aportar económicamente. Si te olvidas la lavadora llena, culpable. Si tus menús no son variados, culpable. Si en lugar de lavar los platos te tiras en el sillón a mirar una serie, culpable. Si decides tener otro hijo, culpable. Si decides no tener otro hijo, culpable. Si no vas al gimnasio porque no te da la vida, culpable. Si vas al gimnasio y dejas a tu peque al cuidado de otros, culpable también. Si te sientes agobiada por la maternidad, culpable. Si no tienes ganas de relaciones sexuales con tu pareja, culpable. Si no tienes ganas de jugar, culpable. Si les dejas ver unos dibujos animados para poder comer sin interrupciones, culpable. Si pegas un grito porque ya no puedes gestionar una discusión de hermanos más u otra pataleta, culpable. Si escolarizas a temprana edad, culpable. Si decides esperar unos años, culpable. Culpables, culpables, culpables. Por mucho que, en el fondo, sepas que no existe una culpa real, inconscientemente vas llenando tu mochila de culpa materna, pensando una y otra vez en si podrías haberlo hecho mejor. Y de esta forma transitas la maternidad, con la equivocada idea de que no eres suficiente, de que eres una mala madre, lo que acaba afectando a tu salud mental y tu bienestar.

Uno de los regalos más valiosos que podemos entregarles a nuestros hijos y, especialmente, a nuestras hijas es sanar aquellos patrones o aquellas heridas emocionales propias que son tan difíciles de desprogramar. La culpa materna es una de esas heridas que heredamos transgeneracionalmente de nuestras antepasadas, quienes vivieron la maternidad en diferentes contextos y realidades, pero con un denominador común que tiene que ver con los estereotipos de género y las expectativas irreales e injustas del rol de madre, con el intento histórico y sistemático de las sociedades patriarcales que se empeñaron en acallar nuestra voz materna, nuestras vivencias, nuestras necesidades, haciéndonos dudar de nuestro poder como mujeres creadoras de vida, haciéndonos dudar de nuestra valía como madres, del valor y la importancia de criar y educar a criaturas vulnerables. Y aunque en la actualidad las mujeres hemos conquistado muchísimos derechos con los que nuestras abuelas soñaban, aún nos persigue el fantasma de la maternidad perfecta, porque está tan arraigado que se asemeja a una maleza de esas que es casi imposible arrancar de la tierra y que, cuando lo haces, te lastimas las manos. Sin embargo, para poder cosechar las flores que nosotras elijamos cultivar, debemos quitar esa maleza. Yo no quiero que mi hija sienta esta culpa que opacó en su momento mis días (y que sigue visitándome de vez en cuando). Quiero que mi hija, si decide ser madre, pueda vivir una maternidad pacífica, gozosa y enraizada en la que no pierda la categoría de ser humano para intentar ser una diosa del Olimpo o un robot cuya única función es parir. Quiero que todas vosotras que compartís conmigo esos dolores, esas espinitas de la culpa aligeréis vuestras mochilas. Estáis a tiempo. Para esto he hecho el trabajo de deconstruir y clasificar la culpa materna: para que, al comprender el origen y hacer un trabajo de autorreflexión, tengáis las herramientas necesarias para transformarla en paz, en gozo, para que la podáis soltar.

En las páginas que siguen vamos a adentrarnos en esta culpa, vamos a diseccionarla, a analizar de dónde viene, para qué ha llegado; vamos a aprender a diferenciar la culpa real como emoción necesaria, de la culpa social y culturalmente impuesta como forma de opresión hacia las mujeres. También te ofreceré herramientas de la psicología positiva y la psicología budista para que puedas liberarte de aquella culpa que no te corresponde ni te pertenece y, al hacerlo, empoderarte, de modo que logres transmitir tu maternidad desde el gozo y no desde la culpa. Y esto es básicamente la alquimia materna: el poder ancestral de transformar nuestra propia realidad desde el conocimiento, la autorreflexión y la autocompasión, el poder de transformar el carbón en oro puro.

A partir de la publicación en 2019 de mi libro autobiográfico y catártico *La metamorfosis de una madre*, que fue y sigue siendo para muchas mujeres, según sus propias palabras, «la Biblia de la maternidad», he reafirmado la necesidad que tenemos las madres de sentirnos contenidas comprendidas y validadas. De hecho, los comentarios y valoraciones que recibo más frecuentemente en Amazon tienen que ver justamente con esto: «Gracias por ponerle voz a las voces de dentro de la cabeza», «Ha sido un abrazo al alma, el apoyo que necesitaba», «Leyéndolo he sentido la comprensión que me faltaba desde que soy madre», «Es una voz que nos valida tantas experiencias compartidas», «Me he sentido como si leyera mi propio diario como madre», «Fue como hacer terapia en casa». Parte de este sentimiento de no «estar loca» tiene que ver con poder aceptar las oscuridades maternales y trabajarlas para que no sean las protagonistas absolutas de nuestro viaje y dejen el rol protagónico a la calma y el disfrute.

Como resultado de este feedback, cuando mi editora me preguntó sobre qué me gustaría escribir o qué ideas tenía, la culpa materna salió de mi boca casi sin pensarlo, pues si tan solo leer mis historias y verse reflejadas y sentirse validadas y acompañadas había sido sanador para tantas mujeres, cuanto más lo sería escribir un libro que de manera específica y concreta ofreciese prácticas y herramientas para transformar la herida materna colectiva y transgeneracional de la culpa.

Este libro propone un viaje en el cual la primera parada será adentrarnos en las profundidades de la culpa materna para entender su función y aprender a diferenciar cuándo esta emoción es positiva y funcional y cuándo es tóxica y nos enferma.

Luego seguiremos nuestro viaje en dirección al pasado para darle sentido al origen de esta culpa, analizando cómo ha sido gestada durante siglos y también cómo puede manifestarse en heridas emocionales de la infancia y la adolescencia, creencias limitantes y expectativas y aferramientos. Seguiremos luego nuestro viaje hacia un destino más luminoso de la mano de la transformación, de la alquimia, comenzando nuestro proceso de sanación a través de diferentes recursos psicológicos positivos. Y, en la última parada, habiendo ya deconstruido la culpa y habiéndonos quitado el peso de su opresión, te regalaré pequeños rituales para que puedas transmitir tu maternidad con más gozo, calma y alegría.

Las madres necesitamos más gozo y más alegría en nuestra experiencia materna, pues, aunque muchas veces la sociedad o el entorno nos hagan creer que «estamos locas» o «somos exageradas», lo que en realidad estamos es cansadas de tantos retos y hasta el coño de los micromachismos, que no siempre provienen de los hombres. Hemos sido criadas y socializadas bajo el paradigma de una maternidad color de rosa que cuesta mucho deconstruir, porque lo conocido da seguridad, y lo nuevo y desconocido da miedo. Salirse de la zona de confort es como tirarse al vacío esperando que haya un colchón para amortiguar la caída, pero con la duda constante de si no será un colchón de piedras lo que aguarda al final. Pues amiga madre: confía, estamos juntas en este camino. Espero que al terminar este libro te sientas más liviana, más plena y poderosa. Bienvenida a este viaje.

1

POR MI GRAN CULPA

Ayer me sentí terriblemente culpable y la peor madre del mundo porque perdí la paciencia con mis hijos. Les pedí de veinte formas diferentes que dejaran de saltar y gritar en el sillón, pero me ignoraban. Era supertarde y estaba cansada. Cuando se lo pedí por octava vez y no me hicieron caso, los bajé del sillón y les grité para que se callaran. Ellos lloraban y, aunque siempre los consuelo, esta vez no lo hice, no podía dar nada más de mí en ese momento y también me puse a llorar. Cuando bajaron las aguas, nos abrazamos y les pedí perdón, ellos me dijeron que también lo sentían. Ahora que se han dormido, sigo llorando en la cama porque no entiendo cómo pude perder los papeles y desregularme de esa manera, porque yo, que soy la que se las sabe todas, intenté que dejaran de gritar, gritando.

Ana. Entrada de mi diario personal, 13 de marzo de 2019

Podría decirte que este relato pertenece a alguna de mis pacientes, pero no: es mi propia historia, es de mi diario, de hace un par de años. Ahora que me leo, siento pena por mí misma. No me justifico, pero en esa fecha mi pareja había salido de viaje una semana y yo estaba sola, sin coche, y en una casa en la que estábamos aún con la mudanza a medias, con un peque de cuatro años y medio y una criatura de tres. ¿Qué iba a poder entregar desde el vacío? Por suerte, situaciones como esa me empujaron a formarme y a estudiar mi mundo emocional y trabajar en él. Me di cuenta de que sentir ese nivel de culpa no podía ser por temas biológicos u hormonales, y, gracias a ese cuestionamiento, empecé a escribir y a compartir mis sentires en las redes sociales. La respuesta de otras madres validó mi experiencia: la culpa nos corría a todas por las venas, desde a la gurú de crianza respetuosa, pasando por la artista que solo muestra una fracción de su vida en las RRSS, siguiendo con la madre ama de casa y acabando con la madre que está luchando por crecer en su profesión. Esta validación se vio también reforzada cuando en 2020 comencé a trabajar como coach y terapeuta de madres, en absolutamente todos los cientos de testimonios en los que la culpa materna pasaba a saludar y presentarse.

Pero, como soy tan meticulosa, quería corroborar y contrastar la hipótesis a la que mi experiencia de campo me había conducido: la culpa es una de las emociones que se experimentan con más frecuencia en la maternidad.

Por eso, antes de avanzar en la escritura de este libro, pregunté a mil madres iberoamericanas cuáles eran las tres emociones que experimentaban más frecuentemente en su maternidad. La lista se compone de diez emociones: cinco positivas (alegría, satisfacción, amor, orgullo, gratitud) y cinco negativas (enfado, culpa, miedo, ansiedad, frustración).

Antes de seguir, te propongo que también selecciones de la siguiente lista las tres emociones que sientes más frecuentemente en la maternidad y crianza de tus hijos. Es muy importante que seas sincera contigo misma:

Alegría

Satisfacción

Enfado

Culpa

Amor

Miedo

Orgullo

Ansiedad

Frustración

Gratitud

Los resultados concluyeron que la emoción que las madres experimentan con más frecuencia es el amor (76,3 %), seguido de la culpa (45,2 %), y, en tercer lugar, la frustración (40 %).

Debo reconocer que me impactó que, de tres emociones, dos fuesen negativas. Sin embargo, el hecho de que la culpa sea la emoción negativa más experimentada por este grupo de madres no me sorprendió en absoluto. Y, claro, que el amor sea la emoción más frecuente tampoco. Es este amor puro e incondicional el que nos permite sobrellevar la culpa, la frustración, el miedo, la ansiedad... Pero el amor no puede solo, es una batalla desigual: son dos contra uno.

El amor por los hijos y la profunda conexión que sentimos por ellos no solo genera emociones positivas como la alegría o la gratitud, sino que en algunos momentos también puede inducir culpa materna. Sé que esto puede sonar raro o ser difícil de comprender: ¿cómo el amor me va a hacer sentir culpable? Pues bien, imagina que tu hijo se pone malito, enferma y está con fiebre y dolor de cabeza. Le duele muchísimo y llora, y por más que lo abraces y lo consueles, no puedes quitarle ese dolor, ese malestar. Lo amas tanto que cuando lo está pasando mal te sientes culpable por no poder ayudarlo a salir de ese dolor o por no poder ponerte en su lugar. Ahora tiene más sentido, ¿verdad? En definitiva, la culpa es una emoción bastante rebelde de la que tenemos que ser conscientes pues es capaz de colarse hasta en momentos positivos.

Por eso es tan necesario trabajar en esta culpa, porque

es la causante de gran parte de nuestro malestar al criar y porque de ella se derivan otras emociones negativas como el miedo, la ansiedad o la frustración. Pero, antes de seguir, me parece importante aclarar que cuando hablo de emociones negativas no me refiero a emociones malas. Las emociones son todas necesarias y útiles para que podamos sobrevivir y adaptarnos al entorno. Sin embargo, desde el punto de vista de la psicología positiva, y según Rafael Bisquerra, se dividen en aquellas que nos acercan a estados de bienestar (positivas) y aquellas que nos alejan del bienestar o son desagradables (negativas). Si, por ejemplo, estamos paseando a nuestro perro solas una noche de verano y de repente vemos a unos metros a una persona en actitud sospechosa, el miedo (emoción primaria negativa) activará mecanismos en el cerebro y otros órganos que nos harán reaccionar ante la amenaza atacando o huyendo. En esta situación, el miedo, que es una emoción negativa, nos ha salvado el pellejo, es decir, se ha transformado en una emoción «buena».

Dicho esto, y retomando el tema de la culpa, no pretendo que aspiremos a vivir una maternidad libre de emociones negativas. Eso es imposible y hasta contraproducente: como en toda relación, siempre habrá conflictos, días malos, cuestionamientos, estrés... Lo importante y lo que pretendo es que la culpa abandone el protagonismo, que se lo ceda a otra emoción que nutra en lugar de consumir. Ya de partida, la maternidad *per se* consume tiempo, energías, proyectos personales. De lo que se trata es de transformar la culpa en gozo, en gratitud, en calma, en alegría. No vamos a erradicar la culpa como emoción porque la necesitamos: como timón, como faro, pero vamos a aprender a convivir con ella sin dejar que tome el control y vamos a tratar de erradicar lo más que podamos la culpa como opresión.

¿QUÉ ES LA CULPA?

La culpa es una emoción negativa que experimentamos los seres humanos cuando hacemos algo que sentimos que no deberíamos haber hecho, es decir, cuando nos equivocamos, cuando fallamos en alguna tarea, responsabilidad o decisión. Y surge de una evaluación negativa del yo. Básicamente, nos sentimos culpables cuando nuestras acciones chocan con aquello que creemos que está bien, según nuestra ética, moral y valores.

Por otra parte, la culpa es una emoción secundaria, es decir, surge a partir de diversas transformaciones de otras emociones más básicas. Las seis emociones primarias, según Paul Ekman son el miedo, la tristeza, la alegría, la ira, la sorpresa y el asco. Estas emociones son innatas, universales, adaptativas y automáticas. Por el contrario, las emociones secundarias, como la vergüenza, el resentimiento o la culpa, se aprenden y están condicionadas social y culturalmente, porque aparecen aproximadamente entre los dos y los tres años. No nacemos sintiendo culpa, sino que aprendemos a sentirla bajo la influencia de nuestra familia, centros educativos, amigos y la sociedad en la que vivimos. Este tipo de emoción secundaria, en lugar de para adaptarnos al medio natural, nos sirve para adaptarnos al entorno social.

La culpa actúa como un barómetro, indicándonos si nuestras acciones son moral y socialmente aceptables. De esta manera, cuando hacemos daño a alguien o nos saltamos alguna norma, sentimos tristeza, miedo, ansiedad, enfado o arrepentimiento, y este cóctel de emociones negativas nos empuja a reparar el daño causado, pero también puede provocar un deseo de castigarse. Ser capaces de sentirnos culpables implica que tenemos un sentido de responsabilidad individual por nuestras acciones erradas y no solo nos motiva a reparar una transgresión, sino también a examinar nuestra escala de valores, cambiar de comportamiento, no repetir la falta y ser capaces de pedir perdón. De todos modos, es importante señalar que la supuesta transgresión que nos genera culpa puede ser real o imaginaria.

Por último, se ha demostrado que existe una relación entre la empatía y la culpa, ya que esta emoción se manifiesta cuando reaccionamos ante el sufrimiento ajeno y nos damos cuenta de que hemos sido nosotros los causantes de ese malestar. Cuando sientes culpa por tus peques es porque realmente te importan y no te gusta hacerles daño. Si no te importaran tus hijos, directamente no te sentirías culpable.

De hecho, si eres demasiado empática es probable que la culpa te visite más frecuentemente, debido a que la empatía implica ponerse en el lugar del otro y compartir su experiencia emocional a través de la capacidad cognitiva de ponerse en su lugar.

En resumen, la culpa es una emoción funcional y necesaria que, aun siendo negativa, tiene efectos beneficiosos y adaptativos. Pero cuando la vivenciamos constantemente o cuando el malestar que nos provoca es duradero en el tiempo o su intensidad es muy potente e irracional, la culpa influye de manera negativa en nuestro bienestar, pierde su función reguladora y puede ser causante de conductas patológicas como la depresión.

En este sentido, cuando en la maternidad nos sentimos constantemente culpables por acciones que, desde la lógica, no afectan a nuestros hijos, sino que la supuesta transgresión es del estereotipo de la «buena madre», es muy común sentir ansiedad, tristeza o miedo, y este cóctel emocional incide negativamente en la percepción que tenemos de nuestro desempeño como madres y nuestra valía, transformándose en un círculo vicioso totalmente innecesario. Como acabamos de ver, la culpa es una emoción necesaria, pero también puede transformarse en una emoción tóxica.

A continuación describiré brevemente la culpa en sus

dos variantes, ya que es indispensable aprender a diferenciarlas: por un lado, la culpa adaptativa o empática y, en el otro extremo, la culpa patológica o tóxica.

Culpa adaptativa o empática

Es aquella que te empuja a buscar soluciones para reparar el posible daño, es esa vocecita que te invita a asumir la responsabilidad por tus actos y mediante la cual podemos aprender de nuestros errores para no repetirlos. Es la culpa que te hace reflexionar sobre tus acciones. Por eso, aunque sea una emoción negativa, es también una emoción «buena» o «sana».

Es muy positiva en las relaciones interpersonales, ya que nos ayuda a restablecerlas cuando han sido dañadas. Por otra parte, la culpa adaptativa no conlleva ningún efecto negativo en el individuo más allá del malestar momentáneo cuando la estamos transitando.

Cuando era niña, mi prima tenía un perrito de Pinypon que me encantaba. Era una miniatura que no debía de medir más de un centímetro, pero me había robado el corazón. Una tarde me lo metí en mi bolsillo y me lo llevé a casa. Era tan pequeño que mi prima no iba a notar su falta, ¿verdad? Eso pensé. Sin embargo, al día siguiente me sentía fatal, pues había «robado» y eso no estaba bien. Nadie me había descubierto, pero yo me sentía mal. Así que fui a pedirle a mi madre que me llevara a casa de mi prima a jugar y, una vez allí, dejé el perrito en su lugar y descansé. Quizá mi prima nunca lo habría notado, o quizá se habría puesto muy triste al no encontrar a su perrito. El caso es que yo no quería ser la causa de su malestar.

Y es que para los niños pequeños, sentir culpa es un signo positivo que demuestra que la criatura está desarrollando una importante función adaptativa y adoptando conductas prosociales. La culpa durante la infancia surge en función de lo que nuestros cuidadores nos van enseñando sobre lo que está bien o lo que está mal.

CULPA DESADAPTATIVA, PATOLÓGICA O TÓXICA

Es esa culpa que te atrapa, que te envuelve, que te deja amarrada al pasado transformándose en un obstáculo que te impide vivir el presente con bienestar. La culpa patológica es aquella que subsiste en el tiempo y que empuja a quien la sufre a la autoflagelación o el autocastigo como una forma de compensar el daño causado.

A veces siento culpa por no poder darles a mis hijos el padre que ellos necesitaban. Podría haber hecho mejor las cosas, ser más paciente con él, quizá no quejarme tanto... Al fin y al cabo, él tiene sus errores, pero si yo hubiera aguantado unos años más, no nos habría abandonado.

La madre de este ejemplo sufría maltrato físico y, después de varios episodios violentos, interpuso una denuncia contra su ex y este se dio a la fuga. Aun así, ella se sigue sintiendo culpable por los errores de su expareja. Esta es también una característica de la culpa patológica, que suele aparecer como consecuencia de alguna herida emocional o creencia limitante gestada en la infancia o la adolescencia, y que te empuja a creer que eres siempre responsable de lo que hagan los demás (su ex la abandona porque ella no se esforzó) o de cómo se sientan los demás (sus hijos crecerán tristes por su culpa).

Cuando esta mujer era niña, su padre, alcohólico, era muy negligente en la crianza y responsabilidades de los hijos. Cada vez que se iba de la casa hacía comentarios del tipo de «me voy porque no os aguanto más» o «me voy porque aquí sois todos inútiles y no me dejáis tranquilo». Ella creció deseando poder formar una familia en el futuro con un hombre que se hiciera responsable de sus hijos y les diera el amor y la atención que su propio padre no le dio a ella. Pero no solo eso, creció interiorizando que la razón por la que su padre se marchaba tenía que ver con que ella no era lo suficientemente buena.

Es muy importante poder hacer este viaje interior a nuestro pasado, pensar, reconstruir y reflexionar sobre todo lo que nos decían, sobre los adjetivos con los que nos calificaban de manera constante mientras crecíamos y, que, aunque no parezcan tan importantes, pueden haber tenido efectos muy potentes en nuestra autoestima y en la forma en la que experimentamos la culpa.

La culpa materna como opresión, que veremos más adelante, es un tipo de culpa patológica que no surge de algo que hayamos hecho «mal» objetivamente, sino que es consecuencia de la opresión que generan los residuos de los mandatos de la sociedad patriarcal de los últimos dos siglos, que aún hoy circulan en los discursos del inconsciente colectivo.

El objetivo de distinguir entre estos dos tipos de culpa es que, al liberarnos y soltar la culpa patológica que nos tiene prisioneras, podamos transformar el espacio mental, y el malestar que ocupa, en espacio para el gozo, el disfrute y la calma en nuestra maternidad, por medio de la alquimia materna.

¿POR QUÉ NOS SENTIMOS CULPABLES LAS MADRES? LA CULPA MATERNA EN RELATOS FEROCES

La maternidad actual es como una carrera de obstáculos en la cual las madres parece que deberíamos dominar, cual profesionales, una vasta cantidad de disciplinas como la psicología, la alimentación infantil, la pediatría, la epidemiología, las artes plásticas o la neurociencia, entre otras. Este contexto es un caldo de cultivo ideal para que la culpa se extienda por toda nuestra vivencia materna, debido a que es imposible cumplir todas estas facetas y al mismo tiempo satisfacer las necesidades básicas de nuestros hijos, desarrollarnos profesionalmente, trabajar en la relación de pareja, cuidar de nuestra salud, etc. Teniendo esto presente, ¿cuáles son las cosas que nos hacen sentir culpables más frecuentemente a las madres?

Como soy incurablemente meticulosa, necesitaba saber de la propia fuente qué situaciones o acontecimientos provocan culpa en las madres. Para ello, pregunté a la comunidad de madres iberoamericanas que me siguen en redes sociales (@mamaminimalista) «¿Qué te genera culpa en tu maternidad?», y me parece muy valioso que tú en este momento también contestes esta pregunta. Antes, quiero que cierres los ojos, que pongas la mano derecha en el corazón y la izquierda en el vientre, y hagas tres respiraciones nasales lentas y profundas para conectar con tu ser.

¿Qué te genera culpa en tu maternidad?:

_____

_____

_____

Al igual que tú, cuatro mil cuatrocientas trece madres contestaron esta pregunta en un par de días, lo cual es una cifra que haría saltar de alegría a cualquier investigador por la riqueza de la información. Quiero compartir de boca de las protagonistas una primera aproximación a la culpa materna basada en sus respuestas a la encuesta. Quizá algunos de estos testimonios te toquen en lo personal o te movilicen:

He vuelto al trabajo y me siento muy culpable por darle menos tiempo a mi hija y tener que llevarla a la escuela infantil. Todas las mañanas se queda llorando y eso me parte el alma y me hace sentir muy culpable.

Me genera culpa trabajar muchas horas por necesidad y no poder quedarme más tiempo en casa con mi hija.

Cuando le grito a mi hijo o se me escapan palabras hirientes, después me siento muy mal. Ahora además tengo un bebé de tres meses y, aunque estoy mejor, al principio me sentía superculpable con mi hijo mayor, de 4 años, por quitarle tiempo y atención.

El día en que nos dieron el alta a mi bebé y a mí, me llega la noticia del fallecimiento de mi hermano. Yo no tenía ganas ni de ver a mi hija, solo quería llorar sola, pero todos me decían que no podía estar mal, que no tenía que llorar porque le haría mal a mi hija. Los primeros meses fueron durísimos. Cuando se iba mi marido a trabajar y yo me quedaba con la bebé a solas, me sentaba a llorar, y siento ahora, que puedo verlo con otros ojos, que no le daba total atención a mi hija, solo la tenía en la cama a mi lado, yo convertida en un mar de lágrimas. Eso me ha generado culpa, mucha culpa por no poder canalizar mi dolor y hacer que sus primeros días también fueran tristes para ella como lo fueron para mí. Fue duro.

Me genera culpa el disfrute. Por ejemplo, cuando me invitaron unas amigas a la piscina y dejé a mi hija con la abuela. Al principio sentí culpa por estar disfrutando de algo que a ella le encanta.

No estar a tiempo completo con mi bebé, tener que dividirme entre trabajar, estudiar y criar. Eso, sin duda, me genera muchas culpas. Mi energía diaria a veces no es suficiente para dedicarle a ella su tiempo de estimulación, de juego y de experiencias que recuerde de forma especial sobre su infancia. Aun así, las sonrisas que diariamente me regala me hacen olvidarme de todo; sé que de alguna manera ella también me comprende.

El día siguiente de su nacimiento yo seguía sin dormir porque ella lloraba y, cuando dormía, tenía miedo de apretarla. Las enfermeras del hospital se la llevaron para que yo pudiera descansar, porque estaba exhausta. No terminaron de salir de la habitación y caí desmayada de sueño. A los sesenta minutos exactos me desperté y llamé para que me la trajeran. Desde ese día tengo sentimiento de culpa por no haber estado esa hora con ella y me arrepiento de haber dejado que se la llevarán. Pero realmente lo necesitaba, lo juro.

Me sentí muy culpable el tiempo que estuve trabajando a tiempo completo. En aquel entonces solo tenía un hijo, pero trabajé de 8 a 5 dejándolo en la guardería todo el tiempo. Cuando empezó la pandemia, teletrabajaba desde las 9 de la mañana hasta que el cuerpo aguantase teniendo que contestar correos, llamadas, videollamadas y atendiendo a un trabajo que nunca terminaba. Mi esposo es médico y tuvo que trabajar en primera línea atendiendo pacientes de covid durante más de un año, así que por las tardes mi hijo se quedaba cien por cien a mi cuidado. Mi niño me miraba con su carita triste queriendo jugar y a veces solo me daba tiempo a hacerle de cenar y acostarlo. Me sentía muy culpable por tenerlo viendo la tele por las tardes hasta que se aburría y se dormía. Aunque era muy reconocida en la empresa y mi trabajo valorado (me ascendieron dos veces de puesto), en el fondo siempre estaba agotada y triste por no poder dedicar un tiempo mínimo indispensable a mi hijo. Renuncié porque nunca pude conciliar. Ahora soy ama de casa.

Me sentí culpable al llevarlo a la escuela infantil con dos añitos. Al principio me generaba sensación de culpabilidad no estar juntos, o cuando pensaba que me necesitaba, sobre todo en el periodo de adaptación.

Tengo un hijo de ocho años y hace seis meses nació mi

segunda hija. Desde el embarazo, siento culpa por no atender a mi primer hijo como antes. Todo el tiempo me reprocho por no estar con él, pero doy lactancia y me siento agotada por eso, me vuelvo loca y grito y grito, y mi hijo es quien lleva todo ese cambio, pues mi esposo trabaja todo el día.

Y la culpa de cuando grito es que sé cómo duele y que no se va con el tiempo ese grito, ese momento de intolerancia. En mi caso, los que viví de pequeña eran siempre insultos y humillaciones de los que no me olvido.

Soy psicoterapeuta de familia y cuando atiendo pacientes tengo que dejar a mis hijas a cargo de niñeras. Atender madres y padres para que se vinculen afectivamente con sus hijos mientras estoy lejos de mis hijas y me pierdo el estar con ellas cuando me necesitan, me genera culpa y una sensación de incongruencia.

Me generó culpa el hecho de pensar que mi hijo, al igual que yo, iba a crecer sin su padre, que iba a tener siempre un hueco en su corazón, puesto que ya había perdido a su abuelo en un accidente y, cuando intenté tener una pareja a la que también tuve que dejar, me sentí mal porque él ya le había tomado cariño.

Gritarles a mis hijos y amenazarlos, en algunas ocasiones, aunque debería ser ninguna; recurrir a zarandearlos y darles cachetes. Sentirme insuficiente para cumplir con las necesidades de los dos.

Siento culpa por estar tan cansada al final del día que

no tengo ganas de jugar... o enfadarme por tonterías porque estoy estresada.

Me generaba culpa dormir una siesta, tomarme el tiempo de ducharme tranquilamente, sentir que a veces no podía con todo... Durante años me sentí culpable por no poder darles a mis hijos mejor calidad de vida en términos económicos, ya que para mí era más importante estar al cien por cien en crianza que ejerciendo mi profesión. Mi pareja ha intentado hacerme sentir culpable por haber estado todos estos años nada más que criando a mis hijos y pendiente del hogar, aunque lo hubiéramos acordado así. He llegado a cuestionarme si tomé la mejor decisión o si debí haber seguido trabajando y dejar a mis hijos al cuidado de otras personas.

Semanas después de nacer mi hijo me dio depresión posparto y sentía que no podía cuidar de él, incluso pensé en dejarlo con mi madre. Es algo con lo que cargo y siento culpa porque sé que debía estar ahí para mi bebé, pero no podía. Mis pensamientos negativos eran más fuertes que yo, ahora miro atrás y pienso que debió ser diferente. Miro a otras madres que suben cosas a sus redes sociales superenamoradas de sus bebés cuando acaban de nacer y yo no pude hacerlo. y siento mucha culpa.

Aunque es una realidad innegable que cada maternidad es diferente, se siente diferente y se vive diferente, al mismo tiempo y según mi experiencia, hay similitudes dentro de la diversidad, de las emociones que provoca maternar en la sociedad actual pues me llegan diariamente cientos de mensajes y comentarios en mis redes sociales: «me has leído la mente», «es como si lo hubiera escrito yo», «necesitaba leer esto hoy». Las realidades son diversas, pero la culpa y el agotamiento parecen ser universales en los países occidentales, y trascienden la edad, la cultura, el estrato socioeconómico, el número de hijos, la situación laboral, el nivel académico alcanzado o el estado civil, pues la gran mayoría de las madres manifiestan vivir su maternidad sobrepasadas de exigencias.

Las madres nos sentimos culpables cuando vamos al baño solas, cuando vamos al gimnasio para cuidar nuestra salud ¡y hasta cuando enfermamos! Las madres nos sentimos culpables de cuidarnos, de nutrirnos, de sentirnos bien, por llorar o estar tristes: no tiene pies ni cabeza. Las madres nos sentimos culpables hasta por lo que hace o deja de hacer el padre de nuestros hijos: «¿por qué no eliges parejas más funcionales?», «tú lo elegiste como el padre de tus hijos», te dicen cuando expresas malestar porque el padre de tus peques no se involucra lo suficiente en la crianza o porque la carga mental no es equitativa y, una vez más, las culpables somos nosotras por «elegir mal», pero no ellos por su comportamiento inadecuado. Eso debe cambiar y no es algo que me pase solo a mí o a fulanita o a tu grupo de amigas, es un hecho presente de manera repetida en muchas experiencias, es una herida colectiva de las madres posmodernas, es la herida de la renuncia, del abandono y la postergación.

Pero he de reconocer que las experiencias de las madres varían en función de su realidad actual, de sus recursos o de su grupo social. Por este motivo me pareció coherente tratar de darle forma a esta culpa con frases un poco más concretas y acotadas. Y así, a partir de estos relatos, confeccioné una lista de las diez situaciones que se mencionaban con mayor frecuencia en la primera encuesta, y las madres debían elegir las cinco que más culpa les generaban en su experiencia de maternidad.

Antes de continuar, quisiera que tú también completases la encuesta si te apetece hacerlo. Selecciona de la lista siguiente las tres opciones que te generan más culpa en tu maternidad y en la crianza de tus hijos.

1. Perder la calma y enfadarme.
2. Haberle pegado a mi hijo(a).
3. Tener o desear momentos de soledad o autocuidado.
4. Dejar a mis hijos al cuidado de otras personas por razones laborales.
5. No ser lo suficientemente buena para mis hijos.
6. Dejar que mi hijo(a) esté delante de pantallas demasiado tiempo.

7. No jugar con mi hijo(a) todas las veces que me lo pide.
8. Salir a divertirme sola o con mis amigas, pero sin mis hijos.
9. No compartir tanto tiempo con mis hijos como me gustaría por mi trabajo.
10. Gritar.

Los resultados, basados en 1.519 respuestas, fueron que la razón que genera más culpa es «Perder la calma y enfadarme» (81,6 %), seguida de «No jugar con mi hijo(a) todas las veces que me lo pide» (48,8 %). En tercer lugar, aparece «Dejar que mi hijo(a) esté delante de pantallas demasiado tiempo»; en cuarto lugar, «Tener o desear momentos de soledad o autocuidado», y la quinta razón generadora de culpa fue «Gritar».

Estos relatos y los resultados subsiguientes me parecen muy importantes y enriquecedores porque vienen de nosotras mismas, de nuestra propia experiencia. Y porque también nos ayudan a ver que lo que a mí me hace sentir culpable no necesariamente les ocurre a otras madres, pero también que lo que a mí me pasa les sucede a muchísimas otras. Además, son un recordatorio de que muchas de nosotras somos realmente privilegiadas si comparamos nuestra realidad con otras realidades y que es moralmente urgente unirnos para que todas podamos maternar en igualdad de condiciones. Y elegí estos relatos en particular porque son de mujeres con realidades muy diferentes, pero que están unidas por un factor común: la culpa materna y, en todos los casos, esa culpa mezclada con ansiedad y agotamiento las aleja de experimentar una maternidad más fluida, más tranquila, más gozosa. A lo largo de los capítulos iré incorporando algunas de las narraciones y vivencias de las madres, extraídas de las encuestas.

MOMENTO DE REFLEXIÓN

Me gustaría que pensases, de cada uno de los diez elementos de la encuesta, si te parece que es culpa como emoción o culpa como opresión. También es válido que elijas «ambas». Te las presento según el orden de frecuencia de los resultados.

1. Perder la calma y enfadarme.
2. No jugar con mi hijo(a) todas las veces que me lo pide.
3. Dejar que mi hijo(a) esté delante de pantallas demasiado tiempo.
4. Tener o desear momentos de soledad o autocuidado.
5. Gritar.
6. No ser lo suficientemente buena para mis hijos
7. Haberle pegado a mi hijo(a).

8. Dejar a mis hijos al cuidado de otras personas por razones laborales.

9. No compartir tanto tiempo con mis hijos como me gustaría por mi trabajo.

10. Salir a divertirme sola o con mis amigas, pero sin mis hijos.

Antes de seguir, tengo que aclarar que los resultados de las encuestas pueden tener algún sesgo, ya que no siguen protocolos científicos ni epidemiológicos, pero aun así me parece de vital importancia darles voz a estas madres y tener en cuenta lo que sienten y piensan sobre su rol en la maternidad, según su propia experiencia. Incluso si ponemos atención a las redes sociales, podremos ver que hay muchísimas vivencias comunes en las madres, y que las RRSS son una vía de escape y de expresión, una forma de hacer tribu y una estrategia de afrontación de las emociones negativas. Esta no es una investigación científica, sino una mirada a la maternidad a partir de mi formación y mi experiencia, así como del acceso del que dispongo a los relatos y la confianza de miles de madres en todo el mundo. Por otra parte, a pesar de que la población que respondió a mis encuestas es heterogénea en cuanto a cantidad y edades de los hijos, la nacionalidad, la edad, el estado civil, el estrato socioeconómico, el nivel educativo y el tipo de familia, se aprecia una coherencia y una concordancia en cuanto a las emociones experimentadas que debería tenerse en cuenta para futuras investigaciones en el área de la maternidad, la paternidad y la crianza de los hijos.

Las madres necesitamos ser escuchadas. Cuando les pasé las encuestas a mis seguidoras para que las completaran, muchísimas me dejaron comentarios del tipo: «Y eso me removió por dentro», «Cuánto necesitamos las madres espacios para poder procesar las cosas, hacer catarsis y hablar de lo que nos pasa y lo que sentimos en un espacio cuidado y libre de juicios». Qué importante es hacer tribu, aunque sea de manera virtual. Tan solo responder una encuesta, escribir lo que nos pasa, reconocerlo y darle un nombre es sanador. Qué necesario es, entonces, hacer un trabajo un poco más profundo.

Como hemos podido observar, las madres nos sentimos culpables cuando transgredimos normas o nuestros valores, pero dicha culpa puede nacer de nuestro interior, puede ser impuesta por el entorno con juicios de valor o puede surgir por otros factores que analizaremos con más detenimiento en el siguiente capítulo. A su vez, la transgresión generadora de culpa puede ser real o imaginaria.

Creo que todas sabemos intuitivamente de dónde nos llega la culpa y también creo que todas la hemos experimentado más de una vez. Sin embargo, es importante, como punto de partida, deconstruir la culpa materna y, para ello, voy a hablar a continuación de la culpa como emoción y la culpa como opresión.

Culpa materna como emoción

Imagina que acabas de terminar de hacer la cena. Tú creías que tu hijo te había pedido espaguetis con salsa de tomate. Le pones el plato y él te mira enfadado y te dice: «No quería salsa de tomate, no los voy a comer», y tira el plato con toda la salsa de tomate encima de la hermosa alfombra blanca que te regalaron hace una semana por tu cumpleaños. Estás cansada porque has tenido un día de locos y, al ver la alfombra, no te controlas y le gritas a tu hijo y le dices que es un tonto. El peque llora. Tu pareja o algún adulto toma el control consolando al peque y tú sales a tomar un poco de aire. Unos minutos después, te sientes superculpable por haberle llamado tonto y no haber controlado tu temperamento, poniéndote al nivel de una criatura. Entonces, pides perdón a tu hijo. En esta situación que acabo de describir, la culpa es buena, es positiva, pues ha sido la brújula que te ha marcado el camino correcto y te ha dicho: «La adulta eres tú, se te fue la mano. Ve a disculparte». Esa culpa indica que quieres a tu hijo, que te importa su bienestar, que deseas lo mejor para él o para ella y, desde ese cariño, sientes la motivación y la humildad que te lleva a reparar el daño.

Por eso, si sientes que a veces todo se te va de las manos cuando te enfadas, que debes trabajar en tu propia regulación emocional o que aún quedan cosas por mejorar de tu maternidad, quiero recordarte que NO ESTÁS FALLANDO. Esa culpa que sientes es la alarma que separa una maternidad negligente de una maternidad consciente, pero ser consciente de tus errores no significa que nunca te vayas a equivocar.

Esto es a lo que me refiero cuando hablo de «la culpa como emoción real y adaptativa». Analicemos otro ejemplo proveniente de mi encuesta:

Cuando después de pasar todo el día aplicando los principios de una crianza respetuosa, sucede algo que me saca de mis casillas y les grito a mis hijos, en ese mismo instante en que me salen palabras hirientes de la boca, una sensación de culpa y desdicha me invade toda y me hace sentirme como una cucaracha. Es como si estuviera construyendo una torre muy alta con bloques y, al ceder al estrés y actuar de forma violenta, todo se cayera y se derrumbara hasta los cimientos, destruyendo toda maternidad. Romper con ciclos generacionales negativos es sumamente difícil porque los tenemos muy arraigados, y prolongar el ciclo tóxico puede hacernos sentir sumamente culpables.

ANÓNIMO

¿Has podido identificarte con algunos de estos relatos o experiencias? Como podemos observar, y según arrojaron los resultados de las encuestas, perder la paciencia y enfadarse es un generador de culpa potente. Aun así, en este relato podemos ver pinceladas de muchas expectativas y presiones en relación con la crianza respetuosa, cuyos postulados son muchas veces poco flexibles, es decir, esta mamá necesita, por un lado, reparar el daño causado porque sus hijos no merecen esos gritos ni actitudes violentas, pero, por otra parte, tiene que trabajar en sus expectativas y no presionarse tanto para no terminar explotando de esa manera.

Cuando nos sentimos culpables por perder la paciencia o por gritar, estamos ante la culpa como emoción, una culpa real y adaptativa que nos va a ayudar y a motivar para que trabajemos en nosotras mismas; quizá nos empuje a pedir ayuda o a formarnos. Aunque es casi imposible no elevar la voz cuando estamos desbordadas o muy cansadas, eso no justifica la acción, y siempre es necesario pedir perdón, asumir la responsabilidad y no traspasar la culpa al niño con frases como «es que tú me haces ponerme así cuando te portas mal». También es importante detenerse y hablar con los peques de por qué estamos tan cansadas y en qué medida pueden ellos colaborar, conforme a su edad, para que no terminemos sobrepasadas.

Nosotras podemos hablar, podemos expresar nuestro sentir. Nuestras abuelas y madres no podían hacerlo. Quizá no se daban ese permiso, crecieron con dictaduras militares en las que las obligaron a callar mediante la persecución y el miedo. Antes de eso, su voz directamente no se escuchaba, pues solo se limitaba a las cuatro paredes de su hogar, y, antes de eso, quienes se atrevían a cuestionar el orden patriarcal terminaban ardiendo en una hoguera. Y puede que, en parte por eso, nunca hayas visto llorar a tu madre o nunca la hayas oído decir que estaba cansada de criar. Habría sido tachada de mala madre en una sociedad que aún coloca en un mismo cajón el amor hacia los hijos y la maternidad como experiencia.

También hay aquí una paradoja, pues si las madres estuviéramos contenidas y sostenidas en lo público y en lo privado, seguramente explotaríamos con menor frecuencia. Es decir, aunque la culpa por perder la paciencia y gritar o enfadarse es culpa adaptativa de la que debemos responsabilizarnos, parte de ese «hacerse cargo» consiste en analizar si los desbordamientos en tu caso también tienen tintes o aristas relacionados con los estereotipos de rol.

Hay tantas maternidades como hijos en el mundo, ya que la experiencia de maternar se ve influida por diversos factores, pero el factor unificador es el sentir colectivo de las madres de que, hagamos lo que hagamos en nuestra crianza, siempre hay algo que estamos haciendo mal. La culpa materna es el enemigo número uno de vivir una maternidad plena, liviana y en calma.

En síntesis, cuando la culpa es una emoción real, es

provechosa, pues nos indica que con nuestras acciones hemos vulnerado nuestros valores o principios, y nos invita a reparar ese fallo y no repetirlo. E igual que esperamos que nuestros hijos aprendan a gestionar las emociones negativas, en lugar de reprimirlas, en ocasiones vamos a sentirnos culpables como cualquier ser humano. Si mi peque hace trampa en un juego, es importante que transite la culpa y el arrepentimiento. Si mi hija le quita un chuche a su hermano, es importante que pueda reparar su acción movida por la culpa y no solo por la vergüenza si la descubrimos. Esa culpa será un recordatorio cuando se enfrente a situaciones similares, y quizá consiga que no repita ese error. Así como no queremos que nuestros hijos sean insensibles al malestar que provocan en otros, tampoco queremos nosotras como madres ser indiferentes al dolor que podamos causarles a nuestros hijos cuando nos equivoquemos. Por todo ello, no podemos negar, repeler o ignorar la culpa, sino que debemos reflexionar de dónde viene y, si es una culpa real, lo más sano es asumir la responsabilidad.

Sin embargo, el problema en particular con la culpa materna es que no todas las situaciones que te generan culpa deberían afectarte, pues la gran mayoría son fruto de las irreales expectativas del rol materno, de tus heridas de la infancia y adolescencia y de las creencias limitantes. Y esa es la culpa a la que denomino opresiva, heredada o falsa.

CULPA MATERNA COMO OPRESIÓN: HEREDADA O FALSA CULPA

Aquí estamos ante una culpa irracional, patológica, que no nos sirve para rectificar, que nos provoca un malestar que nada tiene que ver con una realidad objetiva de nuestra crianza. Es esa culpa en la que la transgresión o el fallo no son tangibles, sino más bien imaginarios. Como veremos más adelante, el factor más influyente en la culpa materna tiene que ver con la construcción social de «la buena madre» y todas las demandas y atributos inalcanzables, que van *in crescendo*. Tiene que ver con la opresión y la manipulación que han sufrido nuestras antepasadas a causa de la desigualdad de poder que existía en las sociedades patriarcales occidentales en las que ejercieron su maternidad. Desde hace varios siglos, se han asociado atributos y estereotipos al concepto de «buena madre» que aún a fecha de hoy seguimos arrastrando, a pesar de que nuestra realidad social y los derechos adquiridos distan mucho de los de nuestras bisabuelas, por ejemplo. Te explico la culpa como herencia de la opresión con ejemplos:

Hoy me desperté con muchos calambres y dolor de cabeza por el periodo. Últimamente lo he pasado muy mal con la regla. Me quedé una hora en la cama mientras mis hijos estaban al cuidado de su padre. No pude descansar bien, no me relajé del todo, me sentía muy culpable por dejar que mi pareja estuviera solo a cargo de todo. Me levanté aún con muchísimo dolor de cabeza y me puse a hacer tareas del hogar, a estar presente también. La culpa no me dejó descansar aun cuando mis hijos estaban tranquilos y su padre no me había reclamado nada. Era yo la que no podía soportar la culpa.

ANA

Entrada de mi diario personal, 2 de febrero de 2015

Me genera culpa el tomar tiempo para mí. Tengo un entorno que apoya mi maternidad por completo y aun así me siento culpable de salir a divertirme sin mi hija, de planear cosas que no sean con ella, realmente me siento mal. Salí a tender la ropa mientras mi bebé estaba dormida. Cuando regresé lloraba muy fuerte. Me sentí terrible por no estar pendiente, tanto que lloré al cogerla en brazos, pidiéndole perdón.

Si observamos y analizamos estos relatos como espectadoras, es bastante evidente que esta culpa no tiene ningún tipo de justificación ni a nivel relacional ni por haberse producido un daño tangible o real, sino que es una culpa que se nutre de supuestos imaginarios, cargada de representaciones y creencias sociales y culturales sobre lo que implica ser «buena madre». En estos casos, no hay nada de lo que sentirse culpable, no se está dañando a nadie, no se está vulnerando ningún principio ético o moral. Este es el tipo de culpa que frecuentemente se nos anima a rechazar. Y con razón.

En ocasiones, la culpa puede generarse por comentarios de nuestro entorno, de nuestros padres o incluso de nuestra pareja cuando, según su sistema de creencias y sus representaciones sociales de lo que significa ser buena madre, nos ponen el listón a una altura imposible de alcanzar. Veamos un ejemplo:

> Me siento culpable cuando digo que quiero descansar de mis dos hijos, y mi esposo me dice: «Cansada ¿de qué?, si estás en casa todo el día»... A veces siento que es mucho, que dedico todo mi tiempo a ellos y no queda nada para mí, nada diferente, nada especial. Llegan las vacaciones y siento que es más trabajo, menos paciencia, más agotamiento mental. Los adoro, pero sí que me gustaría irme un día sin ellos sin sentirme culpable de dejarlos.

Este es un claro ejemplo de la culpa como opresión. Pensar que una buena madre no puede ni merece tener tiempo a solas aun teniendo una red de sostén, o suponer que una madre que no trabaja de forma remunerada «no hace nada» indica que hay creencias y estereotipos de género demasiado arraigados en el subconsciente. Asimismo, sentir culpa porque tu bebé llore unos segundos y justo estés haciendo otra cosa y no corras a consolarlo o no lo oigas, tiene mucho que ver con los residuos de la maternidad intensiva de los que habla Sharon Hays. Sin embargo, las mujeres que deciden rebelarse contra el ideal histórico impuesto de la «buena madre» también sienten culpa, vergüenza, soledad e incomprensión al ser señaladas por la sociedad o por su entorno como madres irresponsables, abandonadoras o malas madres.

En el siguiente capítulo intentaré hacer un recorrido por la historia de los dos últimos siglos para que reconstruyamos juntas estas creencias opresoras.

En este sentido, las aportaciones del feminismo nos permiten desmontar las narrativas que describen la maternidad como una experiencia maravillosa y color de rosa, y a la madre como un «ser angelical», dejando de lado u omitiendo todas las exigencias, retos y oscuridades que también conlleva maternar. Solo deconstruyendo la maternidad edulcorada, podremos las mujeres-madres liberarnos colectivamente de la culpa y la frustración de no poder llegar nunca a la utopía de esa mirada sesgada de la maternidad, y aceptarnos humanas, falibles y suficientemente buenas.

¿CULPA O VERGÜENZA?

Aunque la diferencia entre culpa y vergüenza es sutil y puede haber confusión entre estas dos emociones, no son iguales. Es importante conocer la diferencia porque la evidencia sugiere que la vergüenza estaría más relacionada que la culpa con la depresión y tendría peores consecuencias psicológicas, como la ansiedad y la agresión. La vergüenza, además, suele manifestarse en la maternidad cuando las madres sienten que no están ejerciendo su maternidad de manera acorde a los ideales de la sociedad y la cultura en las que están inmersas.

Veamos un ejemplo en el cual la madre manifiesta sentirse culpable cuando en realidad lo que siente es vergüenza:

> Llevé a mi hija adolescente al centro comercial para comprar ropa. Ella quería unas deportivas que yo no podía pagar en ese momento, se enfadó, me gritó y me insultó delante de todo el mundo... No supe cómo manejar la situación, me quedé helada. Solo atiné a pedirle que parara. Me sentí juzgada y parecía como que todos estaban hablando de mí a mis espaldas por dejarme tratar así, y me sentí la peor madre del mundo por no saber controlar a mi propia hija; me sentí culpable por no saber cómo disciplinarla, por no haber leído más libros o haber hecho más talleres sobre la adolescencia.

Mientras que la culpa se relaciona con el malestar y la responsabilidad que sentimos por un mal comportamiento específico, así como la preocupación por cómo afecta a los demás dicho comportamiento, la vergüenza es una emoción autodirigida en la que el transgresor se devalúa a sí mismo por la transgresión cometida, e implica una autoevaluación negativa.

Por ejemplo: Una madre se acuesta muy tarde y al día siguiente está de tan malhumor que le levanta la voz a su hijo por una tontería. Si la madre sintiera culpa, su discurso sería: «Lo que hice estuvo mal, voy a pedirle disculpas», mientras que, si lo que sintiera fuera vergüenza, su voz interior le diría: «Soy una pésima madre, todo lo que toco lo deshago; no merezco que mis hijos me perdonen».

En resumen, la culpa tiene que ver con sentirnos mal por transgredir nuestros valores, es decir, por algo que hemos hecho, mientras que la vergüenza tiene más que ver con una creencia profundamente arraigada acerca de nuestra valía como personas, es decir, lo que somos. Por eso, la vergüenza se relaciona en gran medida con las experiencias y los traumas que vivimos durante nuestra infancia, así como las creencias limitantes que arrastramos fruto de ellas. Al tener hijos, estas heridas emocionales, que parecían dormidas, pueden volver a activarse por los comentarios, opiniones o críticas que la gente haga de nuestra maternidad.

La paradoja es que si bien la vergüenza es un mecanismo evolutivo cuyo propósito es ser aceptado en un grupo social (en la antigüedad, las probabilidades de supervivencia de las personas fuera del grupo eran muy escasas), en la actualidad, este tipo de vergüenza provoca lo opuesto: que las madres se aíslen y eviten ir a lugares públicos justamente para no sentir esta emoción. Cuando mi hijo mayor comenzó con su etapa de berrinches y montaba pollos terribles cada vez que salíamos (sobre todo si estaba muy cansado), yo sentía tanta vergüenza y tantas miradas inquisidoras en el parque o yendo de paseo que a veces prefería quedarme sola en casa, aislada como si tuviera la lepra en tiempos de Cristo. Después de leer y comprender que lo que le sucedía era normal y que podía gestionarse, me empezó a importar cada vez menos lo que opinaran de mí, porque estaba enfocada en ayudar a mi peque a pasar por esa etapa de una manera saludable.

Sin embargo, en una sociedad en la que las madres recibimos tantas directrices, tanta información, en la que todo el mundo opina sobre tu crianza, en la que hay tantas exigencias, tanta falsedad y postureo en las redes sociales, en la que la vecina, tu suegra, tus padres, la tutora y hasta el cartero se meten y opinan sobre la manera en que crías a tus peques, sobre tus elecciones, y te juzgan continuamente, muchas madres terminan obsesionándose por lo que pensarán de ella los demás, y acaban sintiendo vergüenza por cada decisión que toman en su maternidad, lo cual es agotador. No solo te impide disfrutar de maternar, sino que puede llevarte a sentir que eres una mala madre o que no mereces el amor de tus hijos. Y es ahí cuando la vergüenza se transforma en una emoción tóxica y perjudicial.

Cuando logramos entender que gran parte de esta vergüenza la sentimos por actitudes o características que fueron injustamente asociadas a nuestra persona cuando éramos criaturas o que fueron injustamente asociadas al ideal irreal de madre con el que continuamente nos comparamos y que hemos tomado como referencia, podremos comenzar a soltar ambas emociones y quedarnos solo con aquella culpa y aquella vergüenza que genuinamente nos pertenecen y que nos ayudan a hacer ajustes para ser cada día mejores madres y mejores personas.

2

CONSTRUCCIONES SOCIALES DEL ROL DE LA BUENA MADRE EN OCCIDENTE

El origen: causas subyacentes de la culpa materna como opresión

Cuando hice la encuesta sobre emociones en la maternidad, quise saber también qué sentían los padres. Mi hipótesis era que ellos probablemente experimentan menos niveles de culpa, pues los estereotipos de género son mucho más voraces con las exigencias maternales. Y no me equivocaba. Para empezar, solo contestaron doscientos padres (una cuarta parte en relación con las madres), por lo que no es descabellado suponer que el interés en temáticas de crianza no existe tanto entre los padres como entre las madres. Pero, dejando aparte este detalle, los resultados arrojaron que la emoción que más frecuentemente sienten los padres en relación con su paternidad es también el amor (87,3 %), seguida de la alegría (76,4 %), y, en tercer lugar, el miedo (30,9 %). La culpa ocupa uno de los últimos puestos, con un 12,7 %, es decir, que mientras que casi la mitad de las madres experimentan frecuentemente culpa en su rol, solo una décima parte de los padres lo hacen. Estos resultados concuerdan con lo expuesto por Valentine *et al.*, quienes manifiestan que la ansiedad y la culpa, más allá de ser emociones universalmente experimentadas por los nuevos padres, son más frecuentes en las madres.

Por otro lado, mientras que el top tres de las emociones de las madres se compone de dos emociones negativas y una positiva, los padres mostraron una ratio inversa: dos emociones positivas y tan solo una negativa entre las tres más frecuentemente experimentadas en su rol paterno. Lo curioso, y paradójico al mismo tiempo, es que la alegría, la segunda emoción sentida con más frecuencia por los padres, es la cuarta emoción más experimentada por las madres, por debajo de la frustración y la culpa. Es decir, con un pequeño esfuerzo, podemos cambiar la frustración por la alegría.

Analizando estos resultados, creo que me equivoqué al plantearme ser madre, porque lo que en realidad quería era... ¡ser padre! Bromas aparte, me gustaría sinceramente que las madres pudiésemos experimentar la misma proporción de emociones positivas que los padres.

Para ello, debemos comprender en profundidad los tres factores que, a mi entender, están implicados en la dinámica de la culpa materna: la construcción histórica del rol de la buena madre (medios de comunicación de masas, religión), las heridas emocionales de la infancia y la adolescencia, y las creencias limitantes y profecías autocumplidas. En este capítulo revisaremos en profundidad el primer factor.

CONSTRUCCIÓN SOCIAL DEL ROL TRADICIONAL DE LA BUENA MADRE

Para Ramírez Parra, no puede analizarse la maternidad sin tener en cuenta la ubicación socioespacial y la historia, pues la sociedad, la cultura, el Estado y las instituciones del Estado influyen en la maternidad y la configuran.

De la misma forma, no podemos construir la noción de «buena madre» solo refiriéndonos a los aspectos biológicos, pues también está influenciada por aspectos históricos, sociales y culturales, que establecen lo que es y lo que debe hacer una buena madre.

¿Cómo se ha concebido la maternidad en la cultura occidental? ¿Cómo se han transformado estas ideas a lo largo del tiempo? ¿Cuáles son las construcciones sociales de la maternidad y de la buena madre? Trataré de responder estas cuestiones a continuación.

Si sigues páginas de maternidad y crianza, seguramente habrás escuchado mucho hablar de la construcción social del rol de la buena madre, pero ¿a qué nos referimos cuando utilizamos este término? La construcción social de la maternidad tiene que ver con aquellos discursos y mandatos que escuchamos desde pequeñas, y que condicionan la manera en la que desempeñamos nuestro rol de madres y cómo nos acercamos a la maternidad. Un ejemplo sería el dar por supuesto que todas las mujeres anhelamos convertirnos en madres o que es la única vía para que una mujer se realice como persona. Dentro de dicha construcción también se reproducen, muchas veces de manera inconsciente, juicios, normas y características de una serie de mandatos que configuran qué es y cómo se comporta una buena madre o una madre ideal y que, consiguientemente, se reproducen en discursos, imágenes y representaciones de diversa índole.

En la cultura occidental y a lo largo de la historia, las representaciones sociales en torno a la maternidad han sido opuestas, controvertidas y complejas, y se han definido alrededor de las dicotomías masculino/femenino, mente/cuerpo, cultura/naturaleza, razón/emoción, público/privado y trabajo/amor. Asimismo, la maternidad se ha inscrito en el espacio familiar privado, y se ha relacionado con valores altruistas y sólidas ataduras emocionales. Durante los últimos siglos, la definición y representación de la maternidad desde una perspectiva patriarcal en las esferas política, religiosa y científica, así como en los medios de comunicación, ha generado en el inconsciente colectivo una imagen rosada e idílica que la presenta como una experiencia libre de sombras, silencia sus aspectos negativos y no da lugar ni espacio a las propias madres para que narren sus vivencias en relación con su rol de madres.

Desde el origen de la humanidad, se han construido representaciones en torno a la maternidad que han ido mutando a lo largo de la historia, según intereses relacionados con el poder y con lo político. Pero fue a partir de finales del siglo XVII cuando la representación social de la madre sufrió cambios coyunturales a partir de los cuales la maternidad no solo pasó a ser el único fin y el único medio para las mujeres, sino que también se redefinieron los rasgos que caracterizaban a la «buena madre»: una entrega sin medida al hogar y la familia, y una serie de atributos casi místicos o suprahumanos que, al no poder alcanzarse, generaban culpa en las madres, una culpa silenciada e invisibilizada sistemáticamente, una culpa que seguimos arrastrando inconscientemente varios siglos después.

Además, como contrapartida a la noción de la buena madre, se construye socialmente la figura de la «mala madre», que sigue latente hoy, y cuyas características influyen de manera directa y determinante en la experiencia materna, generando nuevamente culpa en millones de mujeres madres.

Siguiendo las aportaciones de Kaplan, voy a centrarme a continuación en la construcción social y los estereotipos en torno a la primera madre moderna (construida a partir de las necesidades de la Primera Revolución Industrial), la segunda madre moderna (construida en función de los cambios sociales, políticos y demográficos del periodo que abarca las dos guerras mundiales del siglo XX) y la madre posmoderna (que emerge en los años sesenta con el auge de los movimientos feministas, el capitalismo y la revolución electrónica) en Occidente. Posteriormente definiré también a la madre del nuevo renacimiento y haré referencia a las representaciones sociales de la maternidad surgidas a partir del 2011 y hasta la actualidad, influidas, entre otros factores, por los blogs de maternidad y crianza, el *boom* de las redes sociales y la pandemia de la covid-19.

La glorificación de la maternidad y la maternalización de la mujer en los siglos XVIII y XIX

La glorificación de la maternidad en Occidente y la consiguiente construcción social y cultural moderna de la «buena madre», con todo el peso que estas nociones tienen en la salud mental materna, empiezan a desarrollarse a finales del siglo XVIII, momento en el que se establecen en el inconsciente colectivo diversos atributos que generan elevadas expectativas hacia las mujeres madres. La «buena madre» sería la que se dedica plenamente al cuidado y educación de su prole, estando siempre disponible para satisfacer las necesidades de sus hijos, incluso a costa de desatender sus propias necesidades más básicas.

La filosofía de las Luces cuestionó todas las tradiciones, todas las jerarquías y se esforzó por pensar en un nuevo tipo de sociedad. Le otorgó un lugar especial a la maternidad, colocándola al servicio del hijo. La mujer fue valorizada como madre, aún subordinada a la autoridad del hombre.*

Este aspecto, sumado a la altísima tasa de mortalidad perinatal, al dogma impuesto por los médicos de la época de que los hijos deben crecer en las mejores condiciones posibles para ser futuros hombres de bien, y al rechazo de la burguesía hacia la lactancia terciarizada, «antinatural» y «mercenaria», de las aristócratas mediante las nodrizas, provocaron un cambio en los valores y, consecuentemente, en la construcción social de la maternidad y en la identidad femenina. Se exaltó el cuidado del cuerpo de la mujer

* Oiberman, A., «Historia de las madres en Occidente: repensar la maternidad», *Psicodebate. Psicología, Cultura y Sociedad*, vol. 5, Universidad de Palermo, Argentina, 2005.

como primer refugio de los futuros hombres productivos y matriz de la sociedad, se le concedió un particular valor a la lactancia materna y se definieron una serie de rasgos de buena conducta materna según los cuales una buena madre era la mujer que amaba a sus hijos ante todo y que, movida por ese amor y compromiso, se consagraba plenamente y de manera integral al cuidado de aquellos, ofreciéndoles la mejor atención posible.

Asimismo, la madre que se entregaba como propio alimento a su prole a través de la lactancia materna, se transforma en la «buena madre», mientras que la «mala madre» era aquella que recurría a las nodrizas, ya que no solo negaba a sus hijos el alimento básico, sino que delegaba esta tarea en otras mujeres consideradas en aquella época como «prostitutas», al «vender» su propio cuerpo. Las nodrizas quedarían relegadas a apoyar únicamente a las mujeres más pobres que debían trabajar en las fábricas, mientras que las madres burguesas y aristócratas recurrirían a la lactancia materna o a sustitutos de la misma.

De esta manera, desde diferentes esferas como la religiosa, la científica, la económica, la política y la jurídica se gestaron premisas y argumentos que buscaban convencer a las mujeres para que se quedasen en el hogar criando a los hijos, excluyéndolas del espacio público y limitándolas al espacio privado. Así es como se fue gestando la maternalización de la mujer en Occidente. No se trataba de que las mujeres pudieran ser madres, sino de que solo debían ser madres. La maternidad era la nueva identidad posible, excluyente y exclusiva para todas las mujeres.

El desarrollo industrial de fines del siglo XIX iba a colocar un peso extra en las madres, únicas responsables del cuidado del hogar y de los hijos. Aunque se rechazaba la idea de que las mujeres, en general, realizaran trabajos en el espacio público, reservado a los hombres, sí era aceptable en aquellas familias pobres en las cuales las mujeres y madres eran las encargadas de sostener económicamente a la prole. Estas madres que debían trabajar jornadas de diez o doce horas fuera del hogar para proveer a sus familias no podían cuidar de los hijos como se esperaba de ellas en aquella época. Los retos y responsabilidades que debían afrontar más allá del hogar provocaron cambios en la manera en que estas mujeres asumieron la maternidad. Durante la Revolución Industrial, las mujeres no solo trabajaban jornadas de hasta catorce horas, sino que también recibían una paga muy por debajo de la de los hombres, ya que la mano de obra femenina era considerada inferior. Por otra parte, estas mujeres trabajadoras eran frecuentemente víctimas de maltratos y abusos por parte de sus jefes.

Es decir, si hace un siglo, nuestras antepasadas fueron socializadas en la idea de que la mujer que trabajaba fuera del hogar no estaba bien vista y se la consideraba «mala madre», no es de sorprender que hoy muchas madres sigan sintiendo culpa por tener que salir a trabajar.

O por desear continuar con su desarrollo profesional: ¡cómo se atreven!, si las madres deben estar solo criando y cuidando.

De igual manera, las voces de nuestras antepasadas de la Ilustración fueron silenciadas en otro sentido: aunque se consideraba que las mujeres estaban dotadas por naturaleza para ser madres, debían maternar bajo las directrices y el auxilio de los médicos, considerados los «dueños del saber», encargados de contener y moldear el instinto materno. Debido a esta dependencia y lealtad hacia los profesionales de la medicina, para las madres posmodernas, e incluso para muchas madres en la actualidad, la palabra de un médico es «sagrada», y cuando estos profesionales dan directrices arcaicas y obsoletas que chocan con nuestras ideas o visión de la crianza y la maternidad, o critican nuestra forma de maternar, generan cantidades considerables de culpa materna. La creencia colectiva de que la maternidad debe estar subordinada a la ciencia podría ser, asimismo, la causa de que tu abuela, tu madre o hasta tu pareja pongan la palabra de un médico por encima de la tuya, invalidando tu propia experiencia y el conocimiento que tienes de tus hijos.

La maternidad se glorificará desde finales del siglo XVIII hasta la primera mitad del siglo XX.

Primera mitad del siglo XX: politización de la maternidad

Durante la primera mitad del siglo XX, la pandemia de la gripe española y las dos guerras mundiales tuvieron un fuerte impacto en la demografía al provocar la muerte de una enorme cantidad de hombres jóvenes, motivo por el cual muchas mujeres debieron salir de sus hogares para ocupar los puestos vacantes en las fábricas. De esta manera, quedó demostrado que las mujeres eran perfectamente aptas para realizar aquellas tareas que se consideraba que solo podían realizar los hombres, por lo que los discursos de la inferioridad femenina que pretendían limitar la vida de nuestras congéneres al espacio privado fueron perdiendo de manera paulatina peso y credibilidad. Por este motivo, y de acuerdo con lo expuesto por Soraya Miguel Sorrosal, y al considerar estos cambios como una amenaza para el control social y la repoblación de las naciones devastadas por las guerras, los Estados patriarcales nacionalistas intentan volver a convencer a las mujeres para que renuncien a su vida pública y regresen a sus hogares.

Es así como se politiza la función materna. El Estado es ahora el nuevo patriarca y su autoridad prevalecerá sobre la paterna. Con el auge de los nacionalismos, y su misión de repoblar los países asolados por las guerras, la maternidad se convierte en un deber patriótico. El fin personal de la procreación pasa a ponerse al servicio del Estado. La mujer deja de parir «hijos» para pasar a parir «futuros patriotas defensores de la nación». A fin de llevar a cabo esta tarea, las naciones crean políticas demográficas que fomentan la natalidad, y rechazan los métodos anticonceptivos y el aborto, que comienza a penalizarse en muchos países. El triunfo de estas políticas tiene su demostración empírica en el *baby boom* que se produjo a mediados de siglo.

La idea de la importancia de la función reproductiva de las mujeres como mecanismo para perpetuar la especie humana, y el discurso del Estado patriarcal para convencerlas de quedarse en el hogar, se ven a su vez influidos por el auge y el desarrollo de disciplinas como la anatomía y la fisiología y las corrientes del positivismo científico, que refuerzan dichos argumentos. Surgen así nuevas connotaciones asociadas a las mujeres madres y centradas en sus funciones biológicas y reproductivas Desde la ciencia y, sin base empírica que lo respalde, el ideal de la feminidad se relaciona exclusivamente con gestar, parir y criar.

El naturalismo científico asigna a las mujeres características relacionadas con lo afectivo y lo sentimental. Así, atributos como la sensibilidad, el sacrificio y la abnegación, que carecían (y carecen) de valor en las sociedades patriarcales, se relacionan de manera directa en el imaginario colectivo de la época con la feminidad, como algo inherente a ella. Desde la medicina se plantea que, al ser las mujeres biológica y anatómicamente capaces y responsables de traer al mundo nuevos individuos, de nutrirlos y de cuidarlos, deben vivir para los demás y no para sí mismas.

En España, «la vida ociosa de algunas mujeres se cuestionaba, porque si no se dedicaban a tener el papel para el que estaban destinadas, social y biológicamente, podrían llegar a la histeria».* Los discursos que afirmaban que era la misma naturaleza la que, al dotarnos a las mujeres con los órganos y las hormonas necesarios para gestar y parir, nos había hecho más aptas para el cuidado de los hijos y, ¿por qué no?, «más sensibles», fueron los caballos de batalla y la excusa perfecta para confinar a las madres en sus hogares como únicas responsables del cuidado de la prole, del cual los hombres no tenían por qué responsabilizarse, limitándose a ser los proveedores materiales de la familia. Desde esta perspectiva biologicista, las madres estarían condenadas por la naturaleza a vivir aisladas en sus hogares y condicionadas solo a su función reproductiva de manera exclusiva, al ser su único destino y causa de realización personal, excluyente pues de todas las actividades públicas relacionadas con el placer, la educación, la militancia, el trabajo remunerado o el ocio, que se percibían desde los Estados como obstáculo y amenaza para la reproducción y, por ende, la familia y la repoblación del Estado.

* Fernando de Alarcón, citado en Sánchez Rivera, M., «Construcción social de la maternidad: el papel de las mujeres en la sociedad», *Opción*, vol. 32, n.º 13, Universidad del Zulia, Maracaibo, Venezuela, 2016.

Durante la tercera década del siglo xx, se pone énfasis en el amor materno como aspecto clave en el desarrollo de los niños y se carga sobre la espalda de las madres la responsabilidad de prevenir trastornos psicológicos de los hijos a través de su propia estabilidad psíquica. De esta manera, se acentúa la necesidad de la total atención materna y, al mismo tiempo, el temor al exceso de sobreprotección por parte de la madre. En esta época, la responsabilidad e influencia de la estabilidad psíquica del padre en el desarrollo de ansiedad, miedo o estrés en los hijos ni siquiera se contemplan ni están registradas en ningún material de texto, pues se sobreentiende que recaen en las madres, como todos los aspectos relacionados con la esfera privada.

Según Marcela Nari, el proceso de maternalización desencadenó una paradoja. Dada la importancia de la maternidad en el desarrollo de futuros adultos saludables, las madres debían recibir de manos de expertos una formación que les permitiera ejercer sus funciones maternas según los estándares de la época. Para ello, debían ser educadas en espacios formales como la escuela pública, y con medios informales como la radio, el cine, la publicidad y los libros. Así surgió la paradoja: si la maternidad era instintiva y estaba determinada por la naturaleza, ¿por qué era necesario enseñarles a las mujeres a ser madres?

A pesar de todos los esfuerzos por impedir que las mujeres salieran a trabajar fuera de casa y se desarrollasen más allá de la crianza de los hijos, muchas congéneres se rebelaron contra estos argumentos e imposiciones, y empezaron a abandonar la idea de ser solo vistas como procreadoras de la humanidad. Aun así, las profesiones que desempeñaban estas mujeres se relacionaban con los cuidados de otros, como las de enfermera o maestra. Como dijo la doctora Blanche Edwards Pillie en el Congreso Internacional sobre la condición y los derechos de las mujeres en septiembre de 1900.

Llegará el momento en que la mujer será considerada en su periodo de gestación y de lactancia como una verdadera funcionaria social. Durante ese periodo, la sociedad le debe, a cambio del gran esfuerzo de la maternidad, la alimentación, el alojamiento, el descanso.

Resulta curioso, e impactante, leer una frase que fue escrita hace ciento veintitrés años y sentir que parece de nuestra época, ya que las mujeres seguimos reclamando, en parte, lo mismo que nuestras valientes bisabuelas. La incipiente mirada de estas feministas que demandaban la protección de la maternidad y la infancia, que ponían de manifiesto que, si a las mujeres «nos toca» ser madres porque tenemos útero y tetas, entonces se nos debe cuidar, evolucionó necesariamente a mediados del siglo xx, cuando el feminismo de la segunda ola niega que la maternidad sea el único e irrevocable destino de la mujer, determinado biológicamente, y la reivindica como una elección libre.

Aun así, debemos estar agradecidas a nuestras antepasadas de principios del siglo xx, ya que fueron de las primeras que se decidieron a levantar la voz.

De hecho, por más que el feminismo maternalista fuera cuestionado a mediados del siglo xx, constituyó un eslabón necesario para que las mujeres pudiésemos conquistar derechos fundamentales como la protección de la maternidad y de la infancia, asignaciones especiales para la educación básica y protección de la familia. Asimismo, para aquellas mujeres u hombres que hoy en día deciden libremente dedicarse plenamente a la crianza de los hijos y los cuidados del hogar, la reivindicación de que el Estado cuide al que cuida y de la función social de la crianza sigue latente y continúa siendo necesaria ciento veintitrés años después.

CONTACTANDO CON NUESTRAS ANTEPASADAS

Todo lo que nuestras antepasadas soportaron y aguantaron para ajustarse al estereotipo de la mujer como propiedad del hombre y madre perfecta y pura, a imagen y semejanza de la Virgen María, toda esa represión y falta de libertad han quedado enquistadas. ¿Te imaginas querer apuntarte a correr un maratón y que no te lo permitan por ser mujer? ¿Te imaginas ir a votar y que no te dejen por ser mujer? ¿Te imaginas tener que pedir permiso para tomarte un café? ¿Soportar infidelidades y no poder divorciarte aun siendo víctima de maltrato? ¿Te imaginas ser forzada a engendrar, parir y criar o casarte? ¿Te imaginas tener que contraer matrimonio a los dieciséis años con un hombre de cuarenta porque tus padres así lo han decidido? Eso padecieron muchas de nuestras antepasadas.

SEGUNDA MITAD DEL SIGLO XX: MADRES, PROVEEDORAS Y REFERENTES DEL DESARROLLO PSICOLÓGICO

La filósofa y literata francesa Simone de Beauvoir publicó en 1949 *El segundo sexo*, que fue una bomba para la época. Ella fue una de las pioneras en cuestionar la «maternidad sagrada» como fin y como medio de realización de las mujeres.

Esta autora y activista pone en tela de juicio que las mujeres acepten la maternidad como un acontecimiento natural y, asimismo, que se asocie la maternidad con el gozo, el regocijo y la recompensa, cuando en realidad coarta la libertad de las mujeres. Plantea que, mientras que la paternidad no ocasiona cambios en la vida y la libertad de los hombres, la maternidad lleva a las mujeres a renunciar a otros proyectos para dedicarse a lo doméstico, es decir, que la maternidad impulsa la existencia de brechas de género. Desde su perspectiva, solo al renunciar a la maternidad tendríamos las mujeres la oportunidad de desligarnos de nuestra potencia reproductora para iniciarnos en una potencia creadora.

Aunque no coincido con muchas de las apreciaciones de la filósofa, no puedo dejar de reconocer que su obra propició un interesante debate e hizo que comenzara a hablarse, por un lado, de la maternidad como una opción y una elección personales, por otro, de las oscuridades de la maternidad, y, asimismo, de que cuando se considera la maternidad como la única opción y el único fin de las mujeres, puede obligarnos a renunciar a otras dimensiones de nuestra vida y desarrollo personal. Las tensiones que se desprenden de sus argumentos demuestran la necesidad de adoptar una nueva definición para la relación entre maternidad y feminidad.

Sin embargo, el discurso de esta intelectual menosprecia y desvaloriza sistemáticamente la maternidad. Con él, se pasa de la glorificación a la satanización, sin dejar espacio para un punto intermedio donde no solo tenga cabida la variedad de experiencias y voces de las madres, sino también las elecciones legítimas tanto de no querer ser madre como de querer serlo sin que ello implique que nuestra labor en el hogar carezca de importancia o de valor: la labor reproductiva tiene mucho valor. Como lo explica Lozano, la visión de De Beauvoir establece indirectamente un determinismo: el de la mujer-madre como no sujeto.

Y es que, en su libro, De Beauvoir no le da el más mínimo valor o reconocimiento a la labor doméstica o al cuidado de los hijos, algo que las mujeres seguimos reclamando en la actualidad al sentir invisibilizada nuestra entrega y nuestro trabajo en el ámbito privado. Y lo más grave de su discurso es que no tiene en cuenta que muchas mujeres desean pasar tiempo en el hogar y quieren ver crecer a sus hijos y compartir tiempo con ellos, aunque ello implique renuncias o postergaciones. La autora no considera la opción de querer ser madre, de querer pasar tiempo en el hogar o de encontrar satisfacción y plenitud en ello. Para ella, quienes desean ser madres y quedarse la mayor parte o todo su tiempo en el ámbito privado lo hacen porque el patriarcado les ha lavado el cerebro. Sin embargo, no por querer estar en casa o querer conciliar trabajo y familia somos títeres del patriarcado. De hecho, muchas hemos podido estudiar, formarnos, incorporarnos al mercado laboral y, aun así, hemos elegido en libertad (cuando hemos podido) dedicar más tiempo al hogar porque hemos querido.

A partir de 1960 muchas mujeres comenzaron a exigir su derecho a participar en otros espacios sociales más allá del privado y a tener otras aspiraciones, conjuntamente con la maternidad, o en lugar de ella. Esta reivindicación surgió de la difusión de la crítica del feminismo al discurso naturalista que equiparaba maternidad con feminidad, y creó así un nuevo marco para la maternidad. Con el desarrollo del control de la reproducción y del acceso al mismo, especialmente la píldora anticonceptiva, la educación sexual, la planificación familiar y el aborto, se empieza a cuestionar la maternidad y deja de ser un fin para transformarse en una opción que podía o no anteponerse a otras aspiraciones en la vida de las mujeres, como metas personales, desarrollo profesional o disfrutar del tiempo en pareja sin hijos.

En cuanto a la situación de la mujer en el ámbito público del trabajo remunerado, a pesar de los cambios económicos, legales y culturales que se desarrollaron en las sociedades occidentales partir de los años cincuenta y sesenta, fue indispensable que los Estados promovieran medidas para garantizar una igualdad de género efectiva en lo relativo al empleo formal, como fue en España la aprobación de la Ley de derechos políticos, profesionales y de trabajo de la mujer, de 1961, la cual establece el principio de no discriminación laboral en función del sexo, el principio de igualdad de retribución de los trabajos de valor igual y la posibilidad de desempeñar cargos públicos. Sin embargo, cabe destacar que, al amparo de esta ley, las mujeres casadas necesitaban una autorización de sus maridos para poder ser contratadas y solo si estos no se oponían, podían percibir remuneración por su trabajo. La autorización del esposo no se suprime hasta la ley del 2 de mayo de 1975.

Con la reducción del número de hijos y algunos avances tecnológicos como el uso de electrodomésticos, tuvo lugar una simplificación del trabajo doméstico, que, al perder peso y valor para las propias mujeres, se traduce en una sensación de vacío en muchas amas de casa. Todos estos cambios hacen que la imagen de la mujer madre dedicada por completo al hogar que predominaba en el imaginario colectivo hasta mediados de siglo se agrietara en la década de los setenta.

Como lo plantea Cáceres, a partir de los años setenta, cohabitan dos grupos de madres: las que trabajan de manera remunerada y las amas de casa. Ambos grupos comparten presiones sociales, contradicciones, imaginarios colectivos y cargas discursivas.

ADRIENNE RICH: LA MATERNIDAD COMO INSTITUCIÓN Y LA MATERNIDAD COMO EXPERIENCIA

Con respecto a la mirada del feminismo sobre la maternidad, mientras que muchas intelectuales de la época rechazan la maternidad al entenderla como una forma de reproducir la subordinación de las mujeres al sistema patriarcal, para otras, la maternidad se percibe como una oportunidad de lucha, un espacio desde el cual exigir derechos y cambiar la sociedad.

En esta línea, podemos ubicar la aportación de Adrienne

Rich a finales de la década de los setenta. Esta autora fue en gran parte la que generó un espacio de reencuentro y reconciliación entre el feminismo de la segunda ola y la maternidad. Según Silvia Fuentes, Rich planteó una diferenciación entre la maternidad como institución, con una mirada crítica a la apropiación, imposición, sumisión o control institucional del cuerpo y la vida de las mujeres, y la maternidad como experiencia, reivindicándola como fuente de placer y poder femenino. Mediante esta distinción no se pretende eliminar la maternidad, sino, más bien, erradicar la maternidad como institución patriarcal.

Las experiencias de las maternidades no solo están supeditadas a las construcciones sociales, sino también a las condiciones objetivas en que desarrollan su vida las mujeres-madres.

Otra gran aportación para impulsar cambios en las construcciones sociales de la maternidad como un fin y un mandato biológico de las mujeres, determinado por la naturaleza, llegó de la mano de Nancy Chodorow, quien publicó en 1978 *El ejercicio de la maternidad*. En su libro, la autora exige la necesidad de que la crianza sea compartida entre ambos sexos por medio de cambios en la organización parental asimétrica que permitan un reparto igualitario del trabajo doméstico y una coparentalidad real.

En este sentido, a principios de los noventa la división sexual en la crianza determinada por bases biologicistas fue también debatida y refutada a partir de estudios psicológicos que evidenciaron la trascendencia del contexto social y cultural en la configuración de la conducta en el ámbito de la crianza.

A partir de la década de los ochenta la crianza comienza a centrarse cada vez más en el desarrollo del niño desde una postura niñocéntrica de la mano de las aportaciones de John Bowlby y las investigaciones de Mary Ainsworth sobre la teoría del apego, así como también por la influencia de la teoría psicoanalítica de las relaciones objetales.

La teoría del apego establece que la experiencia del niño con sus figuras de apego (generalmente los padres) va a influir significativamente en la capacidad futura de la criatura de establecer vínculos afectivos. Es normal que el niño dependa de sus figuras de apego y es necesario que estas puedan contener y proteger al infante cuando lo necesite y responder a todas sus necesidades. La función principal de los cuidadores para que los bebés desarrollen un vínculo de apego seguro sería proporcionar al niño una base segura desde donde animarlos a explorar.

Es importante remarcar que estas teorías e investigaciones tuvieron y tienen una gran influencia en el caldo de cultivo de la culpa materna. Si bien han significado una mirada oportuna y absolutamente necesaria y humanizada de la infancia y las necesidades reales y evolutivas de los bebés humanos de ser atendidos continuamente, el problema surge cuando, en el inconsciente colectivo, se asume que la «figura de apego principal» es y debe ser siempre la madre. En el caso del estudio de Ainsworth y colaboradores, llamado «Situación Extraña», por ejemplo, se describieron tres tipos generales de apego a partir del análisis de interacciones madre-hijo: seguro, inseguro evitativo y ambivalente, pero, en dicho experimento, no hay ninguna pareja de padre-hijo. Por este motivo, suele suceder que si una madre tiene que viajar por trabajo o quiere salir a tomar un café y debe dejar a su bebé con otros cuidadores, deje de hacerlo para no «traumar al bebé», aun habiendo otras figuras de apego en quien delegar, y, de hacerlo, se siente muy culpable. Está demostrado científicamente que tanto la madre como el padre pueden ser figuras de apego principales y que la calidad del apego entre padres varones e hijos está más asociada con la motivación del padre hacia el ejercicio de la paternidad y hacia la familia que con su sensibilidad. Además, el apego seguro a uno de los progenitores puede compensar o amortiguar un apego inseguro con respecto al otro progenitor, por lo que utilizar la excusa de que mamá tiene que ser siempre la que responda a las necesidades del bebé carece de fundamento y es opresor para con las mujeres.

CRIANZA ECOLÓGICA

A principios de los ochenta se empieza a gestar el movimiento ecofeminista que reivindica la asociación mujer-naturaleza al considerar que las mujeres estamos más conectadas y en armonía con la naturaleza debido a nuestra capacidad de ser madres, por lo cual se percibe a las mujeres como salvadoras de la madre tierra. En este sentido, Lorena Saletti expone en su artículo «Propuestas teóricas feministas en relación al concepto de maternidad», que este movimiento invita a recuperar la dimensión espiritual de la vida y de las mujeres para sanar el mundo y cuidar a la madre tierra, liberándola de la represión violenta ejercida por los hombres.

Cuando no se tienen posturas flexibles en relación con las ciencias del comportamiento humano, con el ecofeminismo o con la filosofía contemporánea de la crianza con apego, sino más bien radicales, se puede producir una regresión al naturalismo de siglos anteriores o a la maternidad intensiva que recluía a las mujeres en casa por juzgarlas en función de sus órganos reproductivos y centrar su valor en sus cuerpos. Del mismo modo, puede darse el caso de mujeres que no puedan o no quieran acoplarse a estas miradas radicales y acabar siendo juzgadas o vistas como «las nuevas malas madres» y, como consecuencia, sentirse culpables.

La doble carga de la madre trabajadora

En las décadas de los setenta y los ochenta, la familia también sufre transformaciones. La familia nuclear no deja de ser el modelo familiar preponderante, pero empieza a perder terreno con el surgimiento de nuevas composiciones familiares que son cada vez más aceptadas por la sociedad. Aumenta el índice de divorcios al mismo tiempo que las uniones libres, las personas se casan o se juntan cada vez a mayor edad, disminuyen las tasas de fecundidad y aumentan los nacimientos extramatrimoniales. Este nuevo escenario plantea nuevos retos para las madres que deciden criar solas, debido a que tienen que compaginar su rol en la crianza de sus hijos con su rol de proveedoras, pero no solo a ellas, sino también a aquellas que, aun estando casadas o en uniones estables, deben trabajar de manera remunerada, pero siguen siendo las principales encargadas del cuidado del hogar y de los hijos.

Y es que, aunque la participación de la mujer en el mercado laboral ha aumentado considerablemente en Occidente en las últimas décadas, el hecho de que muchísimas mujeres sean en la actualidad proveedoras económicas no se ha traducido en un equilibrio o una corresponsabilidad en las tareas domésticas, pues siguen siendo en su mayoría las madres quienes se hacen cargo de la mayor parte de la carga doméstica y del cuidado de los hijos. Y la gran pregunta es: ¿por qué lo hacemos?

Sharon Hays analiza la ideología construida socialmente de la «maternidad intensiva» para explicar (en parte) este fenómeno. Desde esta ideología se promueve una madre que esté presente y disponible a tiempo completo, dedicada exclusivamente al cuidado de los hijos, única responsable del bienestar físico y emocional de su prole, algo que implica de manera implícita la renuncia y el sacrificio materno. Desde la maternidad intensiva, se asume que son las mujeres las que deben desempeñar las labores del cuidado de los hijos, ya que las cualidades que se necesitan para ello son inherentes a la condición femenina.

Las prácticas asociadas a la ideología intensiva son la lactancia exclusiva y prolongada, el apego del bebé, la crianza respetuosa y la dedicación de tiempo a la crianza. La maternidad, desde la inflexibilidad de esta ideología, es incompatible con el desarrollo de otras áreas de la vida de las mujeres, como por ejemplo la profesional, al demandar en exceso tiempo, energía y entrega al hogar y los hijos. En este sentido, Hays fue una de las primeras en describir las tensiones entre profesión y maternidad intensiva:

> En la medida en que cada vez más mujeres entran en el mercado laboral, lo lógico sería que la sociedad convirtiera la maternidad en una tarea más simple y gratificante. Por el contrario, lo único que hace es exacerbar las tensio-

nes con las que deben vérselas diariamente las madres que trabajan.*

Creo que muchas madres posmodernas siguen cayendo en prácticas intensivas de maternidad por la influencia que ejercen los postulados de la crianza ecológica y la teoría del apego, sumados a los mensajes de los medios de comunicación de masas y las redes sociales. Pero también por haber sido socializadas en el modelo tradicional de género; o por haber crecido con la idea de que ser las principales cuidadoras referentes y figuras de apego es lo que nos toca debido a los residuos de la glorificación y la politización de la maternidad que modelaron a nuestras bisabuelas, abuelas e incluso algunas de nuestras propias madres. Aunque a nivel consciente se rechacen estos modelos, los mandatos relacionados con la labor de la mujer como sostén del bienestar y los cuidados familiares pueden haberse cristalizado en el subconsciente.

En la actualidad, todo lo relacionado con la formación para la crianza de los hijos no solo es caro, sino que debe ser guiado por expertos y desde una perspectiva niñocentrista, lo cual provoca un desgaste emocional intenso. Mientras este modelo de crianza siga responsabilizando solo a las madres del desarrollo de los niños, se seguirá

* Hays, S., *Las contradicciones culturales de la maternidad*, Barcelona, Paidós, 1998.

eximiendo a los padres del deber de involucrarse en la crianza de los hijos.

Al igual que sus colegas remarcaron veinte años antes, Hays coincide con ellas al afirmar que cuanto más participen los hombres en la tarea del cuidado, mayores serán las posibilidades de las mujeres de conciliar la vida familiar con el desarrollo profesional.

MEDITACIÓN DE SANACIÓN TRANSGENERACIONAL

Antes de continuar, me gustaría cerrar esta primera mitad del siglo XX haciendo una meditación que nos permita conectar con nuestras antepasadas, para quienes también la maternidad debió de ser un gran desafío y quienes quizá no contaban siquiera con espacios de autocuidado o de reflexión para trabajar su culpa o emociones aflictivas dimanantes de su rol de madre. Para ello, voy a pedirte que te sientes en una postura cómoda, cierres los ojos y relajes el cuerpo. Deja los brazos colgando a los lados o colócalos sobre los muslos. Vas a mantener la espalda relajada pero erguida durante toda la meditación. Ahora vas a inhalar lenta y profundamente por la nariz y a exhalar fuerte por la boca, liberando el estrés o el cansancio. A continuación realizarás tres inhalaciones nasales lentas y profundas.

Quiero que te visualices de pie en una hermosa playa

al atardecer. Siente la brisa del mar, el calor del sol tocando tu rostro, siente el aroma del mar. Ahora imagina que desde las dunas comienzan a acercarse todas las antepasadas de tu linaje femenino materno: madre, abuela, bisabuela, tatarabuela y las mujeres que las antecedieron. Al acercarse, no pueden tocarte, pues son seres etéreos, pero forman un círculo a tu alrededor y se dan las manos. Quiero que observes sus rostros, su ropa, su energía. Ahora imagina que desde el cielo aterriza en tus manos un hermoso haz de luz violeta que proyectas hacia tus antepasadas y que las cubre a todas. Es una luz de amor, de sanación, de perdón, de unión. Imagina que la luz toca a cada una de tus antepasadas y las libera de su dolor, de sus temores, y forma una cúpula luminosa que las cubre a todas, incluida tú. Siente ese poder femenino, siente que la luz recoge también la energía de tus antepasadas y regresa a ti en forma de haz de luz, ahora blanca, que te entra en la cabeza por la coronilla y te atraviesa todo el cuerpo, anclándose en el corazón, para luego desaparecer. Siente el calor, el amor, la paz. Ahora tus antepasadas rompen el círculo y comienzan a desaparecer, y te quedas con la energía en el corazón. Ahora vuelve a centrarte en tu respiración y nuevamente realiza tres inhalaciones lentas y profundas por la nariz y, cuando te sientas lista, abre los ojos. Bienvenida.

Siglo XXI (2000 a 2023): conciliación en el nuevo renacimiento

En las últimas décadas son cada vez más las mujeres-madres que entran de manera masiva en el mercado laboral, ya sea porque quieren desarrollarse profesionalmente o porque económicamente no tienen opción. Estas realidades influyen en la manera en la que se asume y se visualiza la maternidad, que debe dejar de ser excluyente y exclusiva de las mujeres, de modo que asuman también los padres la responsabilidad del cuidado de los hijos, cosa que no sucedía anteriormente.

En función de estos cambios, a finales del siglo XX se comienzan a implementar desde los gobiernos de algunos países occidentales medidas que faciliten la conciliación entre la vida familiar y la vida laboral.

Pero, por más avances legislativos que se hayan hecho para favorecer la conciliación trabajo remunerado-familia, sigue siendo mucho más común y frecuente que, cuando una pareja tiene hijos, sea la madre y no el padre quien opte por trabajar a tiempo parcial, ponga en pausa su vida laboral o renuncie a sus aspiraciones profesionales para dedicarse al cuidado de la prole, y eso nos deja a las mujeres madres en una posición de precariedad laboral y hace que cuando los hijos van creciendo e intentamos reincorporarnos al mercado laboral, los obstáculos sean interminables. Y es que, en el inconsciente colectivo, el trabajo doméstico sigue siendo invisible. De esta manera, los años en los que hicimos malabares para criar, cuidar y proveer, se perciben desde fuera como años en blanco, como si todo ese tiempo no hubiéramos hecho NADA. Ello sumado a que en las últimas décadas y, como vimos anteriormente, la edad en la que nos convertimos en padres es mucho más avanzada que antes, nos deja un currículum con huecos, y nos vemos con más de cuarenta años tratando de encontrar trabajo en un mercado laboral en el que la mayoría de los anuncios solicitan personas menores de treinta y, si no tienen hijos, mejor aún. Las mujeres que han priorizado la crianza y el hogar quedan atadas por un hilo invisible de dependencia económica hacia sus parejas (en el caso de tenerlas) y se sienten culpables de no poder volver a generar ingresos en una sociedad en la que vales en función de lo que produces, pero no en términos humanos, sino en términos materiales.

Los obstáculos y las limitaciones en el terreno laboral a los que nos enfrentamos las madres tienen que ver de manera directa con el reparto desigual de las obligaciones domésticas entre padres y madres. De todas formas, durante estos últimos años se comienza a vislumbrar un cambio en la mentalidad de la sociedad, que acepta cada vez más que las tareas domésticas y de cuidados deben ser realizadas tanto por hombres como por mujeres, y no solamente por estas últimas. Sin embargo, aunque vamos por buen camino (muy pero muy lento), no se ha logrado aún la igualdad en este sentido, pues las mujeres-madres siguen chocando en el ámbito laboral con trabas que las colocan en una situación de desventaja. Por eso, y porque las mujeres seguimos enfrentándonos a mayores exigencias en cuanto a la responsabilidad y el compromiso en la crianza, se ha viralizado en redes sociales la frase de Amy Westervelt con la que comulgan miles de mujeres: «Esperamos que la mujer trabaje como si no tuviese hijos y que críe a sus hijos como si no trabajara». Sin embargo, las madres de este nuevo renacimiento somos conscientes de estas expectativas injustas y, al contrario que nuestras antepasadas, estamos cada vez menos dispuestas a renunciar a nuestros proyectos individuales.

«Siento que todo lo hago a medias. Crío a medias, trabajo a medias, soy esposa a medias. Es como si no pudiera hacer nada al cien por cien, y eso me frustra y me genera culpa», me comentaba una paciente. Ella es psicóloga y cría a dos hijos adolescentes. En su hogar los roles de género tradicionales estaban muy marcados, por lo cual ella trabaja fuera, pero también le correspondía la casi totalidad del trabajo en casa. Es imposible cubrir tantas demandas. Este sentimiento de culpa por no poder llegar a todo es muy habitual en las vivencias maternas, pues, como hemos visto, el reconocimiento de la igualdad de derechos entre mujeres y hombres y la incorporación de la mujer al ámbito laboral produjo un cambio en la estructura familiar y en los roles de la familia; sin embargo, las madres han tenido que pagar un precio muy alto por este avance hacia la igualdad de género, ya que ahora no solo siguen encargándose mayoritariamente de las labores domésticas y del cuidado de los hijos impuestos por el rol, sino que también deben dedicarse a satisfacer las demandas y las obligaciones de un trabajo remunerado. Por eso no es de sorprender que los factores que más se relacionan con altos niveles de estrés en las madres sean la sobrecarga de trabajo, el conflicto entre los roles familia-trabajo y el nivel de implicación del esposo/pareja en la crianza de los hijos. Por otra parte, las madres, presionadas por las altísimas expectativas sociales del rol, comparten más tiempo con sus hijos en tareas más pesadas y menos lúdicas (cocinar, limpiar, cuidarlos), mientras que los padres pasan la mayor parte del tiempo jugando con los niños o en actividades de ocio que implican menor tensión y mayor nivel de disfrute. Es esta la razón por la que, según Musick, Meier y Flood, las madres acusan mayores niveles de estrés y fatiga y menores niveles de felicidad que los padres cuando comparten tiempo con sus hijos. Nos sentimos culpables por estar cansadas, por no disfrutar siempre de la maternidad, por no tener energías para jugar con nuestros peques, pero ¿de dónde sacamos esas ganas si la carga en el ámbito público y privado recae en su mayoría sobre nuestras espaldas?

AMBIGÜEDAD, CONTRADICCIÓN E INCERTIDUMBRE

En la época de nuestras madres y abuelas, eran en su mayoría las familias, el entorno cercano y los profesionales de la salud quienes informaban y formaban sobre aspectos relacionados con las decisiones de la crianza. En la actualidad, esta situación ha cambiado y las madres vivimos nuestra maternidad con más incertidumbre y ambivalencia, pues hay mucha más oferta y acceso a información (muchas veces contradictoria) y ahora somos nosotras las principales actoras y responsables de nuestros conocimientos, creencias y prácticas en relación con la maternidad y la crianza. Por otra parte, las capacidades reflexivas y las posibilidades de decisión están determinadas por las oportunidades, recursos y exigencias que conforman el contexto de las madres de distintos sectores sociales.

Según Geneviève Fraisse, las mujeres de la posmodernidad somos ahora «más que nunca varios seres a la vez: madre, hija, hermana, viuda, obrera, ama de casa, amante, soltera, mujer independiente, trabajadora, burguesa, etc.». Este nuevo imaginario de la maternidad contemporánea provoca un gran desgaste en las mujeres que no solo es físico sino también mental y emocional. A su vez, implica una enorme inversión a nivel económico para formarse en incontables áreas como la psicología, la neurociencia o la nutrición para, de esa manera, ser la madre que se espera que seamos.

Las mujeres posmodernas vivimos nuestra maternidad frente a mandatos contradictorios y polarizados. Por un lado, la expectativa social dominante es la de una maternidad intensiva en la que la «buena madre» se dedica a tiempo completo a la crianza de los hijos y el cuidado del hogar. Por otro, se espera que las madres desarrollemos una vida profesional dedicada al trabajo remunerado, que debe ser priorizado; la «buena madre» sería en este caso aquella que logra éxito profesional y puede proveer a su prole con el fruto de su trabajo y esfuerzo. Tenemos, por un lado, una condena social a las madres *full time* por ser demasiado posesivas y absorbentes con sus hijos y por no aportar económicamente, y, por otro lado, a las madres trabajadoras se las critica también por poner en «peligro» el apego.

En definitiva, la buena madre es aquella que logra compaginar ambas identidades, lo cual es imposible. Coincido plenamente con Mittzy Arciniega Cáseres en que en términos generales, la mayoría de las madres aspiran a la conciliación entre estas dos esferas, lo cual para muchas no es posible. Además, la realidad de la tensión laboral-familiar parece indicar que el éxito en las dos dimensiones es mutuamente exclusivo.

Al mismo tiempo, surge un tercer mandato para las madres, que tiene que ver con el valor que se da en las sociedades occidentales contemporáneas a la construcción de un proyecto propio, a la necesidad de desarrollarse como individuo. En definitiva, las mujeres madres debemos tener tiempo para ser madres presentes, ser profesionales exitosas y desarrollarnos en el plano personal, algo para lo que necesitaríamos que los días tuvieran cincuenta horas.

Según Rocío Paricio del Castillo y Cristina Polo Usaola, las mujeres nos vemos obligadas a elegir entre narrativas totalmente opuestas, cargadas de juicios sociales generadores de culpa. Hoy coexisten los siguientes tres modelos:

1) La mujer independiente preparada para liderar que no quiere perder su libertad ni renunciar a sus perspectivas profesionales y, debido a esto, evitar o postergar su maternidad.

2) La mujer que aspira a vivir su maternidad desde la presencia dedicándose exclusivamente al cuidado de sus hijos, pero que siente temor a que la sociedad la etiquete de improductiva o mantenida.

3) La mujer que quiere estar presente en la crianza de sus hijos, y que a su vez no quiere renunciar a su desarrollo profesional, pero se ve imposibilitada de encontrar un equilibrio entre ambas esferas debido a que la conciliación familia-trabajo remunerado es, en la mayoría de las realidades, utópica y de fantasía.

Más allá de estos modelos, existen otros que se alejan de los estereotipos o que son versiones heterogéneas y suavizadas de estos tres escenarios.

Otro de los mensajes contradictorios que afrontamos las madres tiene que ver con la exaltación de la maternidad como condición femenina y la importancia de escuchar y tener en cuenta las voces de las madres y su instinto, mientras que, a la vez, se apela a que las madres busquen consejos profesionales de expertos, generalmente hombres. Como hemos visto, la herencia de la construcción social de la maternidad idealizada de los siglos anteriores sigue vigente aún en la actualidad haciendo que muchas madres se sientan culpables cuando su desempeño no cumple los estándares poco realistas acerca de cómo debiera ser la maternidad. Es normal que las madres tengamos sentimientos opuestos: la alegría, el amor y la gratitud se cruzan y colisionan con la culpa, el miedo y el enfado como resultado de los innumerables retos que implica maternar en la posmodernidad. Ser padres, desde el punto de vista del rol social, implica expectativas financieras, físicas y emocionales que son particularmente exigentes para las madres, y ello tiene mucho que ver con la creencia arraigada en el inconsciente colectivo de que la madre debe ser la única encargada del cuidado de los hijos sin ningún tipo de ayuda, algo que contradice nuestra historia adaptativa como especie: durante la mayor parte de la historia de la evolución humana, las madres contaban con la colaboración de otros miembros de la comunidad (padres, abuelos, tíos, hermanos mayores, amigos) para criar y alimentar a los hijos, es decir, los humanos hemos evolucionado como criadores cooperativos. Sin embargo, la realidad de la crianza en las sociedades posmodernas es muy diferente: tenemos menos tiempo para cuidar de los hijos debido a las demandas laborales, vivimos en un relativo aislamiento social y contamos con mucho menos apoyo de otros cuidadores. Así que no es de extrañar que muchas madres se sientan culpables por no llegar a todo lo que se espera de ellas.

No debemos olvidar que el ideal de la «buena madre» que aún sigue vigente en la actualidad no contempla la diversidad de las experiencias maternas. Para que una madre pueda cumplir los requisitos de estar presente en la vida de los hijos y a la vez generar ingresos económicos, cuidar su salud, contar con espacios de autocuidado, tener la casa impecable, etc., debería contar con una pareja corresponsable, tribu y red de apoyo, la posibilidad de conciliar familia y empleo, recibir ayuda externa en el hogar, determinado capital económico, etc. Esta realidad excluye a la mayoría de las madres que, al intentar alcanzar este ideal irreal y estas expectativas excluyentes basadas en el privilegio, terminan sintiéndose culpables, frustradas, estresadas y «malas madres». Este arquetipo deja fuera a las madres solteras, las madres que no tienen una pareja corresponsable, las madres que deben trabajar jornada completa para proveer a sus familias, las madres que viven lejos de sus familias de origen y que no tienen tribu ni capital social... Al basarse en referentes inalcanzables, estas madres viven la maternidad siempre desde la carencia, desde la falta, desde la interminable lista de cosas que hacer que nunca acaba de completarse, todo lo cual les impide sentirse «buenas madres».

Por eso es vital tomar conciencia de que la construcción social de la buena madre no solo es inalcanzable e incompatible con otras dimensiones de la vida de una mujer, sino que no representa a la mayoría de las experiencias maternas. No debemos, pues, medir nuestra idoneidad materna basándonos en ese baremo opresor de un ideal que no nos pertenece y que ni siquiera se construyó teniendo en cuenta las experiencias de las actoras principales, las madres, sino basándose en fundamentos políticos, económicos y de control social. Dejemos de aspirar a un ideal de maternidad que excluye y oprime.

Llegadas a este punto, lo primero que debemos hacer es soltar y dejar de creer que una «buena madre» es aquella que puede alcanzar todos estos baremos. Hay que quitarse la venda de los ojos. En segundo lugar, tenemos que aceptar nuestra realidad actual y construir un criterio propio y realista de lo que significa ser una madre «suficientemente buena» que tiene necesidades, que tiene sueños, que tiene una vida más allá de la maternidad. Nuestros referentes de una maternidad sana han de ser modelos más realistas e inclusivos y no los de una actriz millonaria de Hollywood. De ello hablaremos en el próximo capítulo.

Mi madre vivía al lado de mi abuela. Por su parte, mi abuela fue madre junto con su hermana y eran vecinas. Mi bisabuela había parido a la hermana pequeña de mi abuela con cuarenta y un años, dos años antes de que naciera mi madre, por lo que ellas desarrollaron una relación más de primas que de tía-sobrina. En las generaciones anteriores a las nuestras, aunque imperaba una visión tradicional de la división de roles, las madres tenían un factor protector, una ventaja, que muchas de nosotras no tenemos hoy: la tribu, otras madres al alcance y disponibles para hablar de sus problemas y hacer preguntas, para que los hijos jugasen juntos, para echarse una mano. Como me comentaba mi abuela, sus vecinas y amigas del barrio eran aquel «grupito» con el que, mate mediante, ella hacía catarsis.

Esto tiene mucho sentido debido a que la manera más orgánica en la que nos relacionamos los seres humanos es la comunidad, aquel grupo de personas unidas por un vínculo afectivo espontáneo y natural. Y aunque formar parte de un grupo de referencia sea innato y natural para los seres humanos, en la actualidad nos encontramos inmersos en un mundo cada vez más individualista, lo que se traduce en vivir aislados y encerrados en nuestro mundo interno, en nuestros propios problemas, sin que nos importe demasiado lo que pueda suceder más allá de nuestro ombligo.

En este sentido, y como ya hemos mencionado, la creencia de que la madre debe ser la única encargada del cuidado de los bebés y niños pequeños sin ningún tipo de ayuda contradice nuestra historia adaptativa como especie de criadores cooperativos (durante la mayor parte de la historia de la evolución, las madres tenían el apoyo de otros miembros de la comunidad para criar y alimentar a sus hijos).

Sin embargo, en la actualidad la crianza cooperativa es cada vez menos frecuente, la tribu se ha desvanecido, la convivencia intergeneracional y la transmisión de saberes de generación en generación han desaparecido prácticamente, las familias son cada vez más pequeñas y, en muchos casos, no existen redes familiares de ningún tipo. En las sociedades posmodernas tenemos menos tiempo para cuidar de los hijos debido a las demandas laborales, vivimos en un relativo aislamiento social y contamos con mucho menos apoyo de otros cuidadores. No es de extrañar, por tanto, que muchas madres estén estresadas. Las madres actuales son las mujeres históricamente menos acompañadas, lo que hace que busquen constantemente espacios donde puedan compartir sin tapujos sus experiencias en la maternidad.

En los últimos siglos ha habido en Occidente diversos cambios de índole social, política, cultural, industrial y económica que han llevado a que el tipo de crianza colectiva que practicaban las tribus antiguas dejara de ser el modelo más habitual, para pasar paulatinamente a una crianza privada, a puerta cerrada, en unidades familiares aisladas. En épocas ancestrales, necesitábamos de un grupo extendido para poder proveer a nuestras crías. Sin embargo, actualmente, y debido principalmente al desarrollo económico, una unidad familiar, en general, es capaz de proveer por sí misma con el fruto de su trabajo remunerado, algo que, inevitablemente, nos va aislando del entorno.

Por otra parte, estamos maternando en la era de la información. Con tan solo un «clic» podemos informarnos de absolutamente todo: etapas del desarrollo, recetas, síntomas de determinadas enfermedades, etc. Además, hay muchísima oferta de cursos y formaciones relacionados con la crianza y educación, por lo que el conocimiento de nuestras antepasadas, el que pasaba de boca en boca y de generación en generación, ya no es tan necesario e incluso se cuestiona. Ya no hace falta consultar a la abuelita cuando el bebé no duerme mucho o tiene dolor de barriga.

Por último, en las sociedades occidentales existe una tendencia a ser más individualistas que, por ejemplo, en las orientales, y crecemos con la creencia colectiva de que pedir ayuda es de débiles. Desde fines del siglo XIX se ha ido perdiendo la noción de comunidad. Nuestra cultura posmoderna se enfoca en el consumismo, el placer hedónico y el yoísmo, y tenemos la tendencia de encerrarnos y aislarnos en nuestro mundo privado, evitando interacciones sociales y dejando muy poco espacio (y muy exclusivo) para lo público y para metas colectivas.

Yo vivo en una ciudad muy pequeña en la que conozco a casi todo el mundo. Tengo el teléfono del cartero por si no puedo recibir un paquete, por ejemplo. Todos los taxistas de la zona saben quién soy y todo el mundo en la calle me saluda. Pero cuando viajo a la gran ciudad y veo que nadie hace contacto visual, nadie te contesta cuando saludas, en el metro todos están con sus cascos o con su móvil, recuerdo que estamos inmersos en una sociedad muy individualista. Esta tendencia creo que tiene mucho que ver con el temor a que te estafen, te roben o te causen algún daño, pero también con el hecho de que somos cada vez más narcisistas y egocentristas.

Como bien lo plantea María de Lourdes Souza, las sociedades actuales han dejado de ser comunidades para pasar a ser una «secuencia aislada de individuos atomizados», orientados a la búsqueda del placer y la satisfacción de los propios intereses y deseos.

Estos son algunos de los motivos por los que la crianza ha pasado de comunitaria a privada. Sin embargo, es importante destacar que desde hace algunos años estamos regresando poco a poco a la búsqueda de la comunidad, al valor de la experiencia compartida. Ya es mucho más común escuchar hablar de «crianza en tribu», «círculos de mujeres», «grupos virtuales de madres», como aquellos espacios destinados a llenar de alguna manera el vacío de la ausencia de tribus.*

LAS TRIBUS VIRTUALES POSMODERNAS

Con la llegada de la pandemia de la covid-19 en 2020, el aislamiento y la soledad han sido vividos por las madres con muchísima más intensidad y con consecuencias psicológicas importantes. En este nuevo escenario, han sido las tribus virtuales las que posibilitaron mantener e incluso potenciar las comunidades de madres. Ante una necesidad sin precedentes de hacer frente al aislamiento físico extremo del confinamiento, las madres buscaron en los blogs y en las redes sociales ese espacio de acompañamiento y comunidad que antes tenían cara a cara con sus familias, amigos, compañeros de trabajo, etc. (o que no tenían). Esta opción aún sigue vigente, aunque el confinamiento haya terminado, pues sucede que muchas madres

---

* Los niveles de crianza cooperativa varían en función del estrato socioeconómico. Muchas familias no pueden satisfacer por sí mismas todas las necesidades de sus hijos, por lo que buscan apoyo en cooperativas o grupos sociales. De hecho, cuanto mayor es la necesidad económica, mayor es la probabilidad de inclinarse por redes de apoyo comunitarias.

viven en la actualidad a miles de kilómetros de sus familias de origen o no tienen el tiempo o los recursos para formar tribus físicas, por lo que optan por los espacios virtuales. En la era digital, las tribus online forman parte de los nuevos escenarios de socialización.

Está claro que las tribus virtuales no pueden replicar exactamente las comunidades presenciales, ya que no hay contacto físico y existen diferencias espaciotemporales. Además, internet proporciona un anonimato a los sujetos que, desde detrás de la pantalla, se atreven a cruzar barreras sociales, de etiqueta o culturales, algo que quizá no harían presencialmente.

Por otro lado, la manera en la que nos comunicamos y socializamos, así como la forma en que se transmite una ideología, cambian también según sea el escenario físico o virtual. En este sentido, habría que prestar especial cuidado a la narrativa de los espacios cibernéticos en los que exista tendencia a justificar la opresión de las madres a través de discursos radicales en los que todo se atribuya al «instinto materno», pues pueden no solo ser generadores de culpa materna, sino también contribuir a fomentar y adoptar una maternidad intensiva.

Las redes sociales y los blogs se han transformado en un fenómeno comunicativo, un espacio alternativo y un contenedor para millones de madres en todo el mundo. Son comunidades virtuales en las que las madres encuentran validado su sentir y pueden expresarse sin sentirse juzgadas, forjando así la pertenencia a un grupo que las puede acompañar en su nueva faceta de mujer-madre.

«Es justo lo que necesitaba leer hoy», «totalmente identificada», «es como si me leyeras la mente», leo a menudo en los comentarios de mis publicaciones en redes sociales. Las madres necesitamos validación externa, ese abrazo. Necesitamos saber que no estamos solas y que no somos las únicas que estamos atravesando dificultades con la crianza, necesitamos también alguien con quien compartir nuestros aciertos como madre y todas las situaciones bonitas que se presentan cuando criamos peques. Una tribu, aunque sea virtual, es una medicina contra el sentimiento de la culpa materna. Esto lo vivo en carne propia cuando me llegan miles de comentarios del tipo de «gracias por compartir» y tantos mensajes privados en los que las madres comparten conmigo sus vidas y hasta temas muy privados como si me conocieran, debido a la confianza y el vínculo que se va generando en mi comunidad virtual en la que, a mi entender, la interacción es el factor de sostén más importante. La influencia de las tribus virtuales en las vidas de las madres no debería subestimarse ni tomarse a la ligera sino, más bien, incorporarla para poder entender y satisfacer las necesidades reales de las madres posmodernas occidentales.

En la era de la revolución tecnológica hay tanta información disponible y a la vez tan contradictoria, tanto intrusismo sobre el comportamiento y las decisiones maternas, que las madres terminamos por sentirnos desbordadas o padecer ansiedad, culpa y muchas dudas sobre nuestra eficiencia. Y, al no encontrar con quien compartir todo esto en el entorno cercano, la culpa, las dudas y la frustración son nuestras compañeras de viaje. Ante tal abanico de emociones negativas, la presencia y el sostén de una tribu de congéneres es un bálsamo que nos permite aminorar la culpa y que nos ayuda a darnos cuenta de que la maternidad es una experiencia colectiva y silenciada, y que no somos parias o bichos raros cuando sentimos que, por momentos, maternar es profundamente agotador y exigente.

Es tan importante contar con el sostén de una comunidad que se ha demostrado que las madres que han criado en compañía de una tribu de amigas, familiares o compañeras tienen una visión positiva de su experiencia maternando, mientras que las que han criado en soledad suelen manifestar más la culpa y la frustración relacionadas con las renuncias de la maternidad. La crianza es de por sí difícil, pero vivida en soledad resulta aún más compleja. Las madres muchas veces nos sentimos profundamente solas aun estando acompañadas por nuestras criaturas todo el día. Esta realidad se intensifica para quienes no trabajan de manera remunerada y están criando niños en edad preescolar a tiempo completo, a diferencia de las madres que, aunque sea en media jornada, están en el mercado laboral y pueden tener charlas con otros adultos, centrar la mente en aspectos que no tengan que ver con los cuidados y desarrollar su vida en otros escenarios más allá de la maternidad.

Hay que comprender que, si estamos donde estamos y somos lo que somos, fue debido a la crianza en tribu que, a lo largo de nuestra historia como especie, es la que más ha durado e influido en el desarrollo de las características que nos hacen ser «humanos». Por ello, para ser y sentirnos más «humanos» debemos ser más colectivos y menos individualistas.*

En definitiva, y a modo de cierre, si sumamos todas las exigencias y mandatos de los dos últimos siglos, la construcción social en torno a la «buena madre» describiría a una mujer independiente, que se cuida física y mentalmente, trabaja y se desarrolla profesionalmente y, a la vez, dedica gran parte del tiempo al hogar y a sus hijos. Una madre que cría con respeto, lee y se forma sobre crianza con apego seguro, da el pecho, hace colecho, responde siempre a las necesidades de sus hijos con calma y paciencia, tiene una sonrisa en la cara, no se queja, se posterga a sí misma, adora ser madre, es la principal responsable del

---

* No puedo dejar de traer a colación que estamos comenzando a vislumbrar una nueva revolución tecnológica de la mano del desarrollo y la disponibilidad de la inteligencia artificial, que está avanzando de manera excesivamente acelerada y que seguramente implicará nuevas maneras de relacionarse y nuevas consecuencias para la crianza y la maternidad.

futuro desarrollo emocional de sus hijos, tiene la casa impecable, hornea galletas, juega con sus hijos cada vez que se lo piden, practica yoga, va al gimnasio, no deja que sus hijos vean pantallas, cocina siempre alimentos orgánicos y saludables, etc., etc., etc. En contraste, y en sumatoria histórica, la construcción social actual del buen padre es aquel hombre que provee económicamente a su familia, encargado de la disciplina del hogar, que «ayuda» cuando puede en las labores domésticas y que participa, cuando su trabajo se lo permite, en las actividades de ocio y recreativas de la familia. Menudo desequilibrio... Cualquier mujer que no cumpla estos requisitos o que no llegue a ellos podría sentirse culpable al ser tildada de «mala madre», al igual que los hombres que no se acerquen a estos atributos serán juzgados como «malos padres».

La mayoría de las madres deben compaginar tres facetas para vivir una maternidad plena: la crianza presente, el trabajo remunerado y la salud física y mental. Sin embargo, creernos el cuento de que podemos y debemos compaginar estas demandas es una falacia. Es imposible dedicarse al cien por cien a las tres al mismo tiempo: el cien por cien de una excluye el cien por cien de las otras. No podemos llegar a todo y, por ende, alguno de los tres vértices del triángulo de la maternidad posmoderna se va a ver resentido. Y, ante este panorama, solo queda la renuncia: si te dedicas al cien por cien a criar o a la maternidad intensiva, tu carrera profesional y tu salud se verán resentidas. Simplemente no tendrás tiempo, y el resultado puede ser que te sientas culpable por no aportar económicamente al hogar o por explotar y perder la paciencia como consecuencia de la falta de espacios para cuidarte. Si, por el contrario, priorizas tu carrera profesional o dedicas la mayor parte del día al trabajo asalariado, no te quedarán demasiadas horas para estar presente con tu hijo y deberás delegar la crianza en otros, ya sea abuelos, escuelas infantiles, comedor o extraescolares. Y el resultado puede ser que te sientas culpable por no poder pasar más tiempo con tus hijos y no tener energías para jugar con ellos después de una larga jornada. Si dedicas gran parte de tu día al autocuidado, ya sea con la práctica deportiva, cocinar recetas saludables, recibiendo tratamientos estéticos, saliendo a tomarte un café o leyendo libros, no te quedará mucho espacio para estar presente con los críos o para el trabajo asalariado, y también llegará la culpa por cuidarte, la culpa por dedicar tiempo a estar bien, por priorizar tu salud y ser «egoísta». Sea como sea, hay renuncias y hay culpa. No podemos practicar una maternidad intensiva a la vez que generamos ingresos y nos cuidamos para cuidar; es imposible compaginar estas tres variables. Y, recordemos que, para la mayoría de las familias, ni siquiera existe la opción de elegir qué priorizar, porque hay que trabajar para comer. En definitiva, las madres nos vemos abocadas a renunciar o a nuestra salud mental o a desarrollarnos profesionalmente o a criar a nuestros hijos desde una perspectiva niñocéntrica, atendiendo los tiempos de la infancia. Pero ¿por qué tantas exigencias? ¿Podemos permitirnos no llegar al cien por cien en todo? ¿Podemos darnos el permiso de simplemente ser humanas y tratar de equilibrar estas aristas en función de nuestras propias necesidades, recursos y deseos, que son también válidos?

La única salida para erradicar la culpa es bajar el nivel de autoexigencia, bajar las expectativas, delegar, decir no, decir basta; aceptar que esto es el presente, que no va a ser para siempre, porque los hijos crecen y se van para hacer su vida; aceptar que hagamos lo que hagamos nuestros peques alguna herida emocional van a tener; aceptar que todo es transitorio. Pero, no solo eso, también hay que luchar y exigir conciliación y leyes con perspectiva de género que concedan también a los padres varones más días disponibles para el cuidado de los hijos ante enfermedades o alguna contingencia, horarios flexibles, teletrabajo. Exigir que se destinen recursos a crear lugares físicos adaptados a la infancia, eventos en los que se incluya a las familias con hijos pequeños (reguetón con letras misóginas a un volumen exorbitante en eventos familiares organizados por los ayuntamientos no demasiado niñocentristas que digamos y que mucho menos tienen en cuenta la neurodiversidad), formación para las madres y los padres; divulgar, desde los programas educativos, una cultura de corresponsabilidad en la que se hable del apego, pero no solo del apego de la madre, sino también de la importancia del apego de los padres varones. Es decir, que no se solucione todo con renuncias de las madres, sino con la posibilidad de poder conciliar vida laboral y vida familiar, con énfasis en la salud mental materna. Creo que, de todo el colectivo de madres, las más perjudicadas son las que trabajan jornadas de ocho o doce horas diarias y no pueden directamente reducirlas. En esos casos es muy importante la red de apoyo, la corresponsabilidad y aprovechar los pequeños espacios con los hijos, pero, sobre todo, bajar las expectativas en relación con el orden, la limpieza, las comparaciones.

Una anécdota personal:

Anoche fui con unas amigas a un concierto. No suelo salir mucho de noche a eventos cuyo horario coincida con la hora del ritual de ir a la cama de mis peques porque a mi hija menor todavía le cuesta irse a dormir sin mí. Sin embargo, he establecido una vez por semana salir a esa hora para que el padre de mis hijos trabaje más el vínculo con la niña.

Resulta que, a eso de las nueve de la noche, mi marido me envió un mensaje para que llamase a mi hija porque estaba llorando y quería hablar conmigo. Pero tenía el móvil en silencio porque estaba en el concierto. No cogí el mensaje a tiempo y, cuando le respondí (como veinte minutos después), me dijo que la peque ya se había dormido.

Entonces mi vieja amiga vino a visitarme. Esa maldita

culpa que, por un momento, nubló mi noche con mi diálogo interno de «deberías haber cogido la llamada», «quizá no era una buena noche para salir», «ella me necesita, debería regresar a casa».

Y, cuando me percaté de que estaba rumiando esos pensamientos tóxicos, me detuve y me dije a mí misma lo que le diría a una amiga: «Tu hija está bien con su padre, sana y salva. Mañana podéis hablar de lo que sucedió. Disfruta, te lo mereces».

Luego me quedé pensando que ninguna de las veces en que mi pareja ha salido de viaje o ha dormido fuera (muchísimas más que yo) han llorado mis hijos porque no pudieran dormirse sin él, y yo pude sostener el ritual de ir a la cama sola. Entonces, puede que sea él, mi marido, quien deba reforzar el vínculo con los críos para darles más seguridad, y no ser yo la que renuncie a salir con mis amigas de vez en cuando para que mis hijos no lloren. Si mi marido trabaja el vínculo, yo dejaré de ser indispensable, lo cual es sano para todos. Porque, cuando son muy pequeñitos y se les da el pecho, es entendible que prefieran estar con mamá (aunque papá también puede y debe sostener), pero, a medida que van creciendo, ya no es un tema tan biológico y hormonal, sino más bien falta de conexión fruto del desinterés.

Esta mañana, mi marido me ha dicho que hizo unos vídeos del llanto y del drama de la peque la noche anterior y que, si los quería ver y le dije que NO, que mejor no, que era su responsabilidad. Le conté un par de estrategias que utilizo cuando la niña no se quiere ir a dormir y le dije que tratase de conectar con ella, de entenderla mejor, que era una buena oportunidad para hacerlo. No voy a tomar su parte, me niego a seguir renunciando. Al final, al hablar con mi hija, me he enterado de que el drama se desató porque ella quería ver una película antes de dormir y su padre no se lo permitió: es decir, un conflicto que cualquier adulto puede resolver con paciencia y firmeza, sin necesidad de llamarme a mí por teléfono.

3

HERIDAS EMOCIONALES
DE LA INFANCIA Y LA ADOLESCENCIA

Muchos de nosotros pensamos que el
trauma consiste en grandes acontecimientos. Pero, por definición, trauma es
cualquier hecho que haya tenido un efecto negativo duradero en la persona. Todos
conocemos gente que ha perdido el trabajo, a sus seres queridos e incluso pose-
siones y, como resultado, han sufrido in-
tensamente. Cuando se pierde la paz del
espíritu, o si nunca se ha tenido, puede
haber serias consecuencias físicas y psicológicas, sea cual fuere la causa.

FRANCINE SHAPIRO,
EMDR: Una terapia innovadora para superar
la ansiedad, el estrés y el trauma

Me siento culpable cuando me compro algo para mí (ropa, zapatos, etc.), pero no le compro nada a mi hija. O cuando me como una chocolatina a escondidas, o cuando hago cosas sin ella, en general. Recuerdo mucho a mi madre durante mi adolescencia diciéndome: «Portaos bien porque ¿cuántas veces no comí, no me compré cosas o renuncié a algo por daros a vosotros primero?».

Me da culpa cuando me siento tan cansada de estar cuidándola, jugando con ella, y busco cualquier pretexto para dejarla y hacer otras cosas... A veces, sin importancia, solo para sentir un respiro. Siento culpa porque sé que ella solo busca estar conmigo. En mi caso, mi madre siempre trabajó, así que no tuvimos mucha atención de su parte. Incluso cuando tuve a mi niña, aunque estuve en su casa para que me apoyara con los cuidados, no lo hizo, y fui yo quien hube de cuidar de la niña, a pesar de que mi parto había sido de alto riesgo.

En estos ejemplos podemos ver que hay algo que va más allá de las construcciones sociales del rol de la buena madre y que tiene que ver con relaciones vinculares que en general han sido influenciadas por los estereotipos de rol, pero no de manera excluyente.

Teniendo esto en consideración y para poder seguir transformando la culpa materna en gozo, debemos continuar con nuestro proceso de alquimia reconociendo aquellas heridas emocionales, traumas o microtraumas de nuestra infancia y adolescencia. Para ello, es necesario sumergirnos en nuestro pasado, quizá resignificar algunos sucesos, o tal vez darles la importancia que merecen. Descubrir cuáles de estas heridas han influido en la manera en la que ejercemos nuestra maternidad y nuestra vida familiar desde la culpa.

La bibliografía disponible sobre traumas o heridas emocionales en la infancia, en general, se centra en los primeros años de vida y pone énfasis en las relaciones vinculares de la criatura con sus figuras de apego, en general, ambos padres. De todas formas, según mi experiencia, es muy importante incluir en esta categoría, como generador de traumas, el efecto de los centros educativos, debido a que nuestra generación pasaba casi la totalidad de la jornada siendo instruida por agentes externos a nuestros padres. Sería desatinado minimizar el impacto de docentes, directivos y pares como potenciales generadores de estereotipos de rol y culpa.

Recuerdo que mi madre me contaba cómo las monjas en su escuela le pegaban con una regla cada vez que escribía con la mano izquierda, sin tener en cuenta que ella es una persona zurda. O el padre de un amiguito de mis hijos que una tarde de verano se abrió conmigo y me contó que en su escuela unos niños mayores habían abusado de él en el baño durante un recreo. Esas situaciones son traumáticas y no tienen que ver con acciones de nuestros progenitores o parientes cercanos.

Puede que ya hayas trabajado en tus heridas o microtraumas de la infancia alguna vez, ¡enhorabuena! Aun así, en este libro trataremos de relacionar todos esos sucesos y vivencias con tu presente, con esa culpa que aún sigue latente. Para profundizar, vamos a trabajar en reconocer y resignificar aquellas heridas emocionales que ocasionan a su vez creencias limitantes, las cuales pueden provocar profecías autocumplidas. Esta tríada es una de las causas por las cuales es tan difícil desarraigarse de la culpa materna. Aun sabiendo y siendo conscientes de que no nos pertenecen, están instaladas tan profunda y cómodamente en nuestro subconsciente que cuesta moverlas. Pero eso haremos. Como dice Pilar de la Torre, directora del Instituto de Comunicación No Violenta y psicóloga: «Vamos a transformar la mierda en abono».

Antes de seguir adentrándonos en el tema, te propongo que completes el siguiente cuestionario:

CUESTIONARIO SOBRE HERIDAS DE LA INFANCIA				
Preguntas	Nunca	A veces	Frecuentemente	Siempre
Durante la infancia y/o la adolescencia mis padres, tutores, parientes o maestros:				
1. Me golpeaban o agredían físicamente				

Preguntas	Nunca	A veces	Fre-cuente-mente	Siempre
2. Me gritaban				
3. Me castigaban				
4. Me insultaban, etiquetaban negativamente o se burlaban de mí				
5. Me amenazaban				
6. Podía expresar abiertamente ante ellos mi enfado o malestar				

Durante la infancia y/o la adolescencia mis padres:				
1. Me decían que me querían solo cuando me portaba «bien»				
2. Me decían que me querían y que era especial				
3. Me pedían perdón cuando se equivocaban				
4. Me sentía amado por ellos, incluso cuando me equivocaba o cometía un error				
5. Me abrazaban y besaban, me demostraban afecto físicamente				
6. Me sobreprotegían				

Preguntas	Nunca	A veces	Fre-cuente-mente	Siempre
7. Hacían todo por mí, trataban de resolver todos mis problemas				
8. No me permitían hacer muchas cosas sola				
9. Me controlaban excesivamente				
10. Alardeaban constantemente ante otras personas de mis logros				
11. Ignoraban mis logros y no me felicitaban por ellos				
12. Eran muy exigentes a nivel académico, deportivo o artístico, ético y moral				
13. Eran muy estrictos con la ética, la moral o la religión				
14. Se enfadaban cuando me equivocaba, perdía alguna competición o torneo, no era la mejor de la clase o no destacaba del resto				
Durante la infancia y/o la adolescencia:				
1. Sentía que no era especial o importante				

Preguntas	Nunca	A veces	Fre-cuente-mente	Siempre
2. Creía que tenía más defectos que virtudes				
3. Me sentía inferior a mis hermanos o compañeros de clase				
Durante la infancia y/o la adolescencia:				
1. Tuve que hacerme cargo de mis hermanos menores, alimentarlos y cuidarlos				
2. Alguno de mis progenitores se quejaba del otro o lo criticaba				
3. Fui testigo de abuso físico o verbal entre mis progenitores				
4. Me comparaban negativamente con mis hermanos o con otros niños de mi edad				
5. Me sentía sola				
6. Temía por mi vida				
Durante la infancia y/o la adolescencia, alguno o ambos progenitores:				
1. Me abandonaron				

Preguntas	Nunca	A veces	Fre-cuente-mente	Siempre
2. No conectaban emocionalmente conmigo				
3. Trabajaban lejos de casa durante varios días, semanas o meses				
4. Me dejaban al cuidado de otras personas				
5. Sufrieron depresión o algún trastorno psicológico				
6. Sufrieron algún tipo de adicción				
7. Cumplieron alguna condena en un centro penitenciario				
8. Me dijeron que no debería haber nacido o que no fui deseada				
9. Me rechazaban				
10. No cumplían sus promesas				
11. Preferían pasar tiempo con mis hermanos o con otras personas, pero no conmigo				
12. Me echaban en cara que todos sus problemas eran por mi culpa				

Preguntas	Nunca	A veces	Fre- cuente- mente	Siempre
13. Eran negligentes en mi cuidado				
14. Jugaban conmigo				
15. Celebraban mi cumpleaños				
16. Organizaban salidas, eventos familiares, citas para jugar				
Durante la infancia y/o la adolescencia:				
1. Padecí carencias económicas sostenidas en el tiempo				
2. Sufrí acoso escolar, burlas o discriminación				
3. Me acosaron sexualmente				
4. Sufrí algún tipo de abuso sexual				
5. Viví algún desastre natural				
6. Fui víctima de algún atentado terrorista				
7. Algún familiar muy querido sufrió algún accidente o enfermedad grave				

Preguntas	Nunca	A veces	Fre-cuente-mente	Siempre
8. Alguno de mis padres, hermanos o amigos falleció prematuramente				

Este cuestionario tal vez pueda ayudarte a refrescar la memoria. Si no tienes muchos recuerdos, recurre a tu intuición y trata de responder desde el corazón. La mayoría de las preguntas tienen que ver con tus padres o principales figuras de apego, pero en otras también se incluye a los pares, los docentes y la familia extendida. El objetivo de estas preguntas no es juzgar a tus padres, sino tomar conciencia de las heridas que podrías estar arrastrando de la infancia para que puedas resignificarlas y transformarlas. Es probable que algunas respuestas te movilicen e incluso llores. Permítete transitar esas emociones sin enjuiciarlas. También puedes tomarte unos minutos para reflexionar y realizar algunas respiraciones conscientes, y luego terminar el cuestionario.

Algunas personas creen que las heridas emocionales de la infancia solo son el resultado de experiencias traumáticas muy potentes y sostenidas en el tiempo, pero hay un amplio espectro. Muchas veces me ha tocado escuchar en terapia «no creo tener ninguna herida, mi familia era normal, mis padres no me pegaban, no tengo recuerdos de maltrato», sin embargo, todos arrastramos alguna herida, trauma o microtrauma de nuestra infancia y/o adolescencia. De hecho, tan solo al completar el cuestionario anterior tomamos conciencia de algunas cuestiones de nuestra propia vida, algunas experiencias a las que no les dábamos el peso que tienen a la hora de influir en nuestro desarrollo psicoemocional y en nuestro bienestar.

Por supuesto, hay traumas graves y otros más sutiles o que tienen menos influencia en quienes somos hoy, pero también la manera en la que afrontamos los acontecimientos según nuestros rasgos de personalidad o nuestros recursos psicológicos va a influir en la intensidad con la que nos marcan esas experiencias y, según mi experiencia acompañando a madres y padres durante casi una década, un acontecimiento que es traumático para un individuo no lo es tanto para otro y, si tienes más de un hijo, quizá coincidas conmigo en esta hipótesis que planteo. Por ejemplo: si dejara a mi hijo durmiendo solo con sus abuelos durante una semana, el efecto a nivel emocional que tendría siendo un niño altamente sensible sería diferente que el que provocaría en mi hija, que es sumamente extrovertida. Los dos vivenciaron el mismo hecho, pero lo procesaron de manera diferente: para mi hijo podría ser un abandono y para mi hija podría ser vivido como una aventura. ¿Tiene sentido?

En este aspecto, me parece interesante la distinción aportada por la doctora Shapiro. En sus investigaciones clasifica los traumas del siguiente modo:

Traumas con «T» mayúscula: En referencia a aquellos sucesos graves que pueden poner en peligro la vida o que son profundamente dolorosos, y se activan cuando algo nos los trae a la conciencia, como puede ser la muerte de un familiar muy querido, un terremoto, migrar por la guerra, un accidente grave, un ataque terrorista, abusos sexuales, incendios.

Traumas con «t» minúscula: Aquellas experiencias de vida adversas más sutiles, sostenidas en el tiempo, que afectan a las creencias que tenemos de nosotros mismos, de otros y del mundo, y que pueden afectar a nuestra autodefinición, autoconfianza y autoestima. Ejemplos de este tipo de traumas pueden ser: negligencia o rechazo de las figuras de apego, acoso escolar, mudanzas constantes en la infancia, rechazo de los pares, críticas excesivas, un divorcio complicado, humillaciones públicas, traición a la confianza... Aunque estas experiencias de vida en sí no provoquen un trauma, su repetición a lo largo del tiempo podría generar en el largo plazo autoatribuciones y consecuencias negativas que lleguen a tener un efecto similar a los traumas con «T», debido al efecto acumulado de los mismos.

En general, los traumas con «T» tienen tendencia a ser más fácilmente reconocidos y abordados mediante algún tratamiento psicológico o psiquiátrico, sobre todo cuando se evidencia estrés postraumático, pero no siempre es así. Los traumas con «t», por su parte, son muchas veces subestimados y hasta pasados por alto. La maternidad es, en muchas ocasiones, el desencadenante para reconocerlos, asimilarlos y sanarlos.

Veamos un ejemplo de la vida real de un trauma con «t». La madre de Daniela, Carol, era empleada del hogar de una familia muy pudiente de Chile. La dueña de la casa le ofreció a la madre de Daniela una beca en la prestigiosa escuela internacional a la que iban sus hijos y Carol aceptó encantada. Durante el transcurso de su niñez, Dani era rechazada en la escuela; sus compañeras se burlaban de ella por su origen humilde, aunque de manera muy sutil y sarcástica; no la invitaban a los cumpleaños ni la tenían en cuenta cuando formaban grupos de trabajo. Daniela solo tenía dos amigas y nunca las invitaba a su casa, pues sentía vergüenza al comparar su humilde morada con las tremendas mansiones de sus compañeras. Aunque de por sí no hubo episodios graves, como algún ataque físico o violencia verbal directa, Daniela creció con mucha tristeza, sintiéndose inferior al resto, creyendo que había algo malo con ella. Gracias al buen nivel académico de la escuela, Daniela pudo terminar sus estudios universitarios en Ingeniería, que le sirvieron para aumentar su autoestima y hacerle frente a su sensación de inferioridad y también para que su madre pudiera dejar de trabajar, gracias a su apoyo económico. En terapia pudimos identificar sus traumas «t», deconstruirlos y resignificarlos. Hoy Daniela está libre de aquellas injustas heridas.

Las heridas y microtraumas surgen y se gestan a partir de lo que nos faltó en la infancia, pero también a partir de lo que nos sobró. Mi madre fue excesivamente sobreprotectora conmigo durante un periodo de mi infancia, pues, según ella, yo era la «más sensible» de mis hermanos y por eso me tenía en una burbuja y trataba de hacer todo por mí. En parte, creo que la sobreprotección también pudo deberse a que de pequeña tuve un accidente en un descuido de mis padres.

El fin de mi madre al hacerlo todo por mí era muy noble: quería protegerme de mi hipersensibilidad. Sin embargo, consiguió el efecto contrario. Mi hermana mayor me tenía unos celos enfermizos porque en su mente yo no era la más sensible, sino la «hija favorita». Por otra parte, ya de adolescente, no me atrevía ni siquiera a ir a comprar chuches a la tienda de la esquina de mi casa, pues la sobreprotección de mi madre había potenciado mi timidez y minado mi autoestima. ¿Cómo es esto posible?, te preguntarás. Cuando nuestras figuras de apego lo hacen todo por nosotros en su afán de cuidarnos o porque somos muy tímidos, el mensaje que recibimos como niños puede ser: «Lo hago yo porque tú NO ERES CAPAZ de hacerlo solo o no lo harás suficientemente bien». Es como cuando escribimos un mensaje de texto, pero nos falta un punto o nos sobra una coma: el mensaje llega distorsionado. Para resumir, terminé a los 18 años con bulimia nerviosa, y en terapia vimos que no vomitaba porque me viera «gorda», sino que lo hacía por mi baja autoestima y porque vomitar era, en palabras de mi terapeuta, «lo único de mi vida que podía controlar», ya que mi madre lo hacía todo por mí. Por supuesto, este proceso terapéutico incluyó entrevistas de la psiquiatra con mis padres, a quienes no les hizo mucha gracia sentir que me habían provocado tanto malestar.

A su vez, la ausencia de mi padre por temas laborales también me afectó, algo de lo que no me di cuenta hasta que nacieron mis hijos y vi otra versión de padre en mi pareja. El tener un padre poco disponible y extremadamente cansado me dolió, aunque, por suerte, mi abuelo materno cubrió en gran parte la ausencia no intencionada de mi padre.

Otra cosa que mi hermana y yo detestábamos era lo que percibíamos como «dejadez» de mi madre, quien, al criar cuatro hijos y trabajar fuera de casa, descuidaba la limpieza. Creo que, por eso ambas, en la actualidad, relacionamos una buena madre con aquella que tiene la casa impoluta, lo cual exige mucho tiempo. Por eso, cuando tomo conciencia de que me estoy pasando con esa creencia, respiro y me permito tener la casa imperfecta, y también delego en mi pareja y acepto lo que hace, aunque se aleje de mis parámetros.

Y aunque quizá a mi otra hermana vivir en la misma casa que yo y con los mismos padres no le afectó de la misma manera, ella, por su parte, baila con sus propios fantasmas y tiene sus propias heridas, relacionadas con la importancia y el tiempo que le dedica a su aspecto físico, pues, al ser muy bonita, creció asociando la belleza con el éxito o el amor. Aunque también fue una alumna ejemplar, el elogio que más frecuentemente recibía era lo guapa que era. En mi casa, mi madre y mi abuela destacaban continuamente temas relacionados con el aspecto físico. Por eso para mi hermana, desde mi punto de vista, ser una buena madre implica tener a sus hijas siempre impecables y hermosas.

Por su parte, mi hermano menor tuvo problemas con mi padre. Este le tenía un rencor inconsciente en el que tuvo que trabajar y que se debió a la inesperada enfermedad de mi hermano al nacer, debido a una mala praxis, que nos afectó económicamente hasta el punto de perder nuestra casa.

Lo que intento decirte es que no hay manera de que no tengas alguna herida dentro, pues nuestros padres, al igual que nosotros, son seres humanos y, como tales, cometen errores.

Por otra parte, hay situaciones y traumas que ocurrieron durante los primeros años de nuestra vida y de los cuales no tenemos registro en nuestra memoria episódica. Por ejemplo, si, cuando tenías 1 año, un perro te asustó muchísimo, pero no lo sabes de forma consciente porque no figura en tus registros mentales, quizá de adolescente le tengas un pánico inexplicable a los perros, pero no puedes entender de dónde proviene. Se te acerca un perro pequeño, tus pulsaciones se aceleran, empiezas a respirar rápido, sientes una presión en el pecho y mucha ansiedad, tu cuerpo se prepara para salir corriendo... Este tipo de reacción de aversión también podría darse con respecto a algún familiar o algún docente. A veces, estas heridas de las que no tenemos memoria fotográfica y que no podemos identificar generan de manera inconsciente cierto rechazo a nuestras figuras de apego. Por eso es tan importante hacer un ejercicio de perdonar a nuestros padres para liberarlos de sus errores, pero también para liberarnos nosotros de ese peso.

A veces no somos plenamente conscientes de aquello que pudo habernos herido.

Pero ¿qué tienen que ver los traumas con la culpa materna? Mucho. Por ejemplo, si en tu hogar eran muy exigentes y el amor de tus padres estaba condicionado a tu rendimiento escolar o deportivo, puede que te cueste mucho delegar o posponer tareas domésticas y, cuando no bajamos las exigencias, terminamos no solo con culpa, sino también con mucho estrés y agotamiento. Por otra parte, si en tu hogar tus padres trabajaban todo el día y creciste con la herida del abandono, quizá te esfuerces sobremanera por estar presente en la vida de tus hijos y, al no poder sostenerlo por las diferentes demandas más allá de tu maternidad, te desborde la culpa. También puede ser que, si has crecido con una herida de autoestima, sientas que no mereces tiempo a solas, que no te lo has «ganado», y por eso te sientas culpable.

En definitiva, sentirte culpable porque ya no recuerdas la última vez que te sentaste a jugar con tus hijos es una cosa, pero si te sientes culpable porque, de las cinco veces diarias que tus hijos te han pedido que juegues con ellos, no has querido o no has podido tres, entramos ya en otro terreno y, en este tipo de situaciones, vale la pena que te detengas a indagar cuál crees que es el origen de esta culpa y si es real o impuesta.

LOS DIEZ MICROTRAUMAS DE LA INFANCIA Y LA ADOLESCENCIA

Cuando me fui a vivir sola al Caribe mexicano en 2013, justo antes de quedarme embarazada, conocí a varias mujeres que estaban en la treintena y que, como yo, eran «forasteras» y, al estar todas solas y lejos de nuestras familias y amigos, formamos un grupito de siete: una española de Vigo, una tailandesa, una rusa, una norteamericana de Florida, una beliceña, una mexicana de D. F., y yo, la argentina. De ese grupo, mi mejor amiga, la que sentía más cercana y a la que llamaré «Mar», era una morena guapísima, inteligente, una mujer de mundo, viajada, independiente, emprendedora..., pero siempre terminaba con el corazón roto al relacionarse con hombres unos veinte años mayores que ella, muchas veces comprometidos o en proceso de divorcio. Ella era consciente de que repetía un patrón que atribuía a sus gustos personales. Me tocó consolarla muchas veces, hasta que me di cuenta al escucharla en esas largas noches de charlas en la playa que la necesidad de fondo que ella trataba de llenar con aquellas parejas no era el amor romántico de un hombre, sino que estaba buscando en ellos a su propio padre, que había muerto cuando era pequeña. Repetía el patrón desde las pulsiones de sus heridas. Por más que intentaba que ella viera lo que yo veía desde fuera, Mar tenía una profunda negación. A la vez, ella quería encontrar al príncipe azul de Disney, casarse de blanco, tener hijos y alcanzar el «ser felices comiendo perdices», pues había sido socializada con esos ideales y aspiraciones poco realistas para una mujer de mundo e independiente. Sin embargo, estos hombres maduros estaban en otras etapas de su vida, ya se habían casado, ya tenían hijos (muchos, de la edad de Mar), buscaban relaciones más livianas, con menos apegos, y por eso sus relaciones no duraban. En una ocasión, me sentí tan impotente mientras ella trataba de justificar una ausencia notoria de su pareja en ese momento que recuerdo decirle sin anestesia: «Ese hombre no te quiere». Sé que leído fuera de contexto suena fuerte o demasiado directo, pero si no era sincera y seguía fomentando su delirio por ser «buena amiga», me iba a sentir cómplice de su desdicha. Mar no pudo aceptar mis palabras, dejó de hablarme y, lamentablemente, nos distanciamos. Por supuesto, esa relación por la que nos distanciamos terminó fracasando unas semanas después de nuestra charla. A Mar le llevó casi una década sanar su herida paterna y tener una relación estable con un hombre de intereses similares y una edad relativamente cercana, y me alegro mucho por ella, pues, en su momento, la quise mucho (y siempre la querré).

Como Mar, todos arrastramos heridas o microtraumas que van moldeando la manera en la que actuamos y miramos el mundo y, de hecho, creo que todas las amigas de aquel grupo de la Riviera Maya terminamos allí para sanar algunas de estas heridas, las cuales influyen en todos los ámbitos y roles de nuestra vida, incluida la maternidad.

La nomenclatura actual más conocida en la actualidad para clasificar las heridas de la infancia es la sugerida por Lise Bourbeau en su libro *Sanación de las 5 heridas*. Desde mi punto de vista y, según mi experiencia como terapeuta y asesora de madres y familias, la lista es más extensa. A continuación te comparto las diez heridas de la infancia que considero las más frecuentes e impactantes:

1. Agresión y violencia física.
2. Abuso psicológico y verbal.
3. Amor condicionado.
4. Sobreprotección.
5. Vacío afectivo.
6. Roles invertidos.
7. Sobreexigencia y perfeccionismo.
8. Abandono físico y/o emocional.
9. Resentimiento o rechazo inconsciente.
10. Abuso sexual (buscar ayuda terapéutica profesional e individual).

Nuestras heridas pueden, a su vez, generar heridas colateralmente en nuestros hijos. Por ejemplo, si fui víctima de abuso sexual, quizá tenga una tendencia a la sobreprotección. Por eso es tan importante sanarlas. En mi caso, mi abuelo no quería que mi madre estudiara ballet, así que la obligó a ir a clases de piano. Mi madre siempre soñó con aquellas clases de ballet a las que no pudo ir... Adivina a qué me apuntó cuando yo tenía cuatro años. Efectivamente: a ballet. Ella dice que me gustaba mucho. Yo no lo recuerdo. Solo sé que cuando me aburrí y no quise seguir, me obligó a hacerlo.

Por mi parte, al haber crecido en un país que prácticamente está en crisis económica continua, hubo temporadas en mi hogar en que el dinero no alcanzaba. Nunca nos faltó techo ni comida, pero no podíamos comprarnos las deportivas de moda ni los juguetes del momento. Eso me afectó, sobre todo porque iba a una escuela en la que el nivel adquisitivo les permitía a muchas de mis compañeras tener esas cosas que yo no podía tener. Cuando fui madre, mi tendencia fue darle a mi primer hijo todo lo que yo no tuve, hasta que entendí que era contraproducente y erradiqué esa tendencia muy temprano en mi maternidad.

El recordatorio y la invitación es: no dejemos que nuestras heridas afecten a nuestros hijos.

Para trabajar nuestras heridas emocionales de la infancia y la adolescencia nos enfocaremos principalmente en la aceptación y el perdón, dos recursos psicológicos positivos que abordaré más adelante.

Meditación: «Abrazando a tu niña interior»

Nos sentamos en una posición cómoda, con los pies tocando el suelo, espalda y cuello erguidos, pero sin tensiones, como si un hilo nos sostuviera desde la punta de la cabeza hasta el coxis. Cerramos los ojos y los mantenemos así durante toda la meditación. Inspiramos profundamente por la nariz, exhalamos también por la nariz. Inspiramos profundamente y espiramos lentamente. Mientras seguimos manteniendo este ritmo respiratorio, vamos a realizar un viaje hacia el pasado.

Frente a nosotros se abre una puerta. Detrás hay una luz muy brillante que nos fascina y nos da calor. Al cruzar la puerta, vemos una escalera de caracol blanca y comenzamos a bajar, lentamente. Estas escaleras nos llevan a nuestro pasado. Seguimos bajando. Cuando llegamos al final, nos encontramos con otra puerta, muy bonita, que se abre. Detrás de ella se encuentra el barrio de nuestra infancia. Nuestro yo actual adulto comienza a caminar por esas calles, nos cruzamos con nuestros amigos de la infancia, que son niños pequeños, y con las personas que existían en ese momento. Ves a tu abuelo saludándote desde la acera de enfrente con su periódico debajo del brazo y una gran sonrisa. Vamos de camino a nuestra casa y nos abrimos a las sensaciones. Recorremos nuestra calle y ya estamos frente a nuestra casa. Llamamos a la puerta y nos vemos a nosotras mismas de unos ocho años abriendo la puerta a nuestra yo adulta. Nuestra versión niña nos mira sorprendida y un poco asustada, le sonreímos y, mirándola a los ojos, le decimos que somos su yo del futuro. Nuestra «yo pequeña», entonces, confía en nosotras plenamente y, con una sonrisa, nos sumimos en un abrazo lleno de amor y felicidad. Estamos muy contentas de habernos reencontrado, y la niña que fuimos nos observa con mucha curiosidad, nos toca la cara y nos sonríe. Luego nos cuenta cosas de su vida, sus sueños, sus miedos, el ambiente que hay en casa en ese momento, si hay amor. Nosotras escuchamos atentamente y le damos consejos, le decimos cosas que le vendrían muy bien para que su vida sea más fácil. Le recordamos lo valiosa que es, le damos fuerzas. Ella se desahoga con nuestra yo adulta. Nos fundimos en un abrazo y le decimos que estamos allí para ayudarla y la niña se ríe con mucha esperanza. Queremos quitar su sufrimiento, queremos que deje de sentirse una mala niña. Ella recibe todo ese amor y se siente más segura, con esperanza. Entonces nos habla de sus ilusiones y la escuchamos atentamente para aprender de ella, para volver a escuchar esos sueños que teníamos de niñas y que hemos olvidado por el camino. Hablamos y le decimos lo que necesitamos contarle, le decimos aquellas cosas que hubiéramos querido que alguien nos dijera en esos momentos.

Llega el momento de despedirnos. Ahora ya conocemos el camino que nos lleva a nuestra niña interior, que siempre vivirá en nosotras y para quien siempre estaremos allí: para acompañarla, escucharla, y darle cariño y fortaleza cuando tenga miedo y se asuste. De igual manera, estaremos abiertas a escuchar su creatividad, su visión del mundo, sus sueños. Le damos un abrazo y ella sabe que no es una despedida para siempre. Hacemos un compromiso de cuidarnos mutuamente, y nos decimos adiós. Salimos de nuestra casa, con nostalgia, pero esperanzadas, porque sabemos el camino para cuando necesitemos regresar.

Ahora, atravesamos nuevamente la hermosa puerta que nos separa de nuestro pasado y, mientras subimos por la escalera de caracol, abrazamos todas esas emociones positivas que experimentamos. Haciendo respiraciones profundas, dejamos entrar en nuestro cuerpo todo ese aire de vitalidad y belleza, que se transforma en amor mientras recorre nuestro cuerpo con cada inhalación. Al exhalar el aire le enviamos a nuestros seres queridos todo ese amor que llena nuestro cuerpo. Con cada inspiración entra la calma y la alegría. Ahora visualizamos un lazo negro, oscuro y putrefacto que sale de nuestro ombligo y termina en el ombligo de nuestros hijos. Ese lazo es nuestra culpa materna, nuestra falta de autocontrol, nuestras frustraciones y exigencias desmedidas para con nuestros hijos, que nos tiene amarradas de una forma que nos produce dolor y malestar, a nosotras y a nuestros hijos. Si estás preparada, a la cuenta de tres lo arrancamos y lo tiramos al suelo, y visualizamos cómo nos liberamos de ese lazo tóxico que se va disipando. Sentimos que la energía del perdón a nosotras mismas y el amor nos ayuda a limpiarlo todo. Al hacerlo, se desvanecen los extremos del lazo y nuestros hijos quedan libres de él. De esta forma, pueden venir corriendo a abrazarnos. Nos fundimos en un abrazo de amor, gratitud y perdón. Nos felicitamos por el camino recorrido, por intentar ir siempre más allá de las adversidades. Nos felicitamos por cortar con las culpas y perdonarnos por los errores cometidos.

Ahora inspiramos profundamente y exhalamos lentamente. Volvemos a hacerlo y luego seguimos respirando con normalidad. A continuación dirigimos la atención a las sensaciones que se han generado en nuestro cuerpo y comenzamos a mover las manos y los pies lentamente, los dedos, las muñecas y, cuando te sientas lista, abres los ojos.

La visualización está inspirada en «El Mejor Viaje de tu Vida», meditación guiada por el doctor profesor Óscar Sánchez Hernández, catedrático de la Universidad de Murcia.

4

CREENCIAS LIMITANTES
Y CULPA MATERNA

No vemos las cosas como son, sino como
somos nosotros.

IMMANUEL KANT

El hecho de dedicar tiempo a mi cuidado personal me
genera culpa por dejarlos ese rato. En mi infancia, mi madre me abandonó para hacer su vida y eso me marcó desde siempre. Hoy trato de no repetir la experiencia.

Una de mis pacientes en terapia, a quien llamaré Esperanza, se encontraba atravesando una situación de violencia psicológica por parte de su pareja y aun así lo justifica-

ba y se negaba a separarse de él. Indagando en su pasado, heridas y creencias me percaté de que, para ella, aferrarse a una familia nuclear era de vital importancia. En su mente, una familia «normal» era la que se componía de madre y padre bajo el mismo techo. Al haber sentido en carne propia la ausencia de un padre alcohólico no quería que, por la separación, sus hijos sufrieran un distanciamiento de su padre, motivo por el cual, y para sostener a su familia nuclear, se hacía responsable de casi toda la carga familiar y gran parte de la carga económica y, por ende, terminaba estresada, agotada y llena de culpa por no poder ser la «madre calmada» que quería ser. En un momento de nuestra charla, ante su negativa a separarse argumentando que no quería romper la familia, le pregunté:

—¿Qué significa la familia para ti?

Ella respondió:

—Unión, apoyo..., paz.

—Y eso, ¿lo tienes ahora?...

Se hizo un silencio sepulcral.

—No...

—Entonces, ¿si te separas, rompes una familia?

—No —me contestó sollozando.

—¿Estarías dispuesta a considerar una familia formada solo por ti y tus dos hijos si hay paz, unión y apoyo?

—Sí.

Romper con esta creencia que estaba atándola a una vida de maltrato fue el empujón que necesitaba para separarse de su pareja narcisista. Y, aunque el proceso no ha sido fácil, estoy muy orgullosa de Esperanza, porque su nobleza y su calidad humana, más allá de todo el daño que le han hecho y más allá de todas las adversidades, ha prevalecido. Esperanza es valiente, mucho más de lo que ella cree y estoy convencida de que con el paso del tiempo su valentía dará frutos.

En su caso particular había una conjunción entre heridas de la infancia y creencias limitantes, y esto no es poco frecuente. Sucede con la maternidad también: las creencias asociadas a la buena madre son ataduras que nos impiden gozar de la experiencia materna.

Me sentí culpable por separarme de mi marido y padre de mis niñas y al creer que, por mi culpa, crecerán sin tener a su padre de forma diaria, sin un hogar «bien constituido».

En este relato vemos un poco de lo mismo. Esta madre se siente culpable por separarse, ya que para ella un «hogar bien constituido» implica un padre viviendo bajo el mismo techo. Esta creencia le genera malestar.

¿QUÉ SON LAS CREENCIAS LIMITANTES?

Las creencias limitantes son pensamientos o nociones, generalmente inconscientes, que se construyen a raíz de una amplia gama de experiencias de vida de cada individuo y que lo imposibilitan para realizar acciones lógicas que forman parte de su realidad, lo que produce consecuencias negativas a largo plazo. Dichas creencias nos terminan bloqueando y paralizando, y cerrando nuestra mente y nuestro corazón de forma tal que somos incapaces de cambiar nuestra realidad a pesar de contar con los recursos para poder hacerlo.

En ocasiones las usamos como excusa para no hacer algo, no salir de nuestra zona de confort, no arriesgar, no cambiar algo que podría beneficiarnos. En la maternidad muchas veces tienen que ver con creer que no podremos solas porque no somos capaces de generar ingresos, por ejemplo, o no animarnos a emprender porque creemos que de ninguna manera podremos conciliar la vida familiar con la profesional.

«No soy lo suficientemente inteligente». Está creencia limitó mi desarrollo profesional muchos años. Es como si hubiera tenido esa frase tatuada en la frente. Quizá la internalicé por mis temas de sobreprotección o por esas veces en que, cuando derramaba un vaso, mi padre me llamaba tonta; o quizá porque en la escuela no destacaba mucho como estudiante porque me aburría soberanamente; o tal vez por la frase que tanto me repetía mi primer novio: «Mira que es muy difícil, no sé si vas a lograrlo». Lo cierto es que esta creencia me alejó muchos años de ingresar en la universidad. Cuando terminé el bachiller, estudié diseño gráfico porque era «más fácil» y, como yo no era «lo suficientemente inteligente», me quedaba como anillo al dedo. Sin embargo, al terminar la carrera, no me sentía a gusto. Quería estudiar nutrición, pero no me animaba a hacer el examen de ingreso porque «no era suficientemente inteligente», algo que mi ex me repetía cada vez que fantaseaba con empezar nutrición. Hasta que, en 2007, ya con veinticinco años, me decidí a presentarme. Había empezado a salir con una persona que creía en mi potencial, y ya estaba más madura y segura de mí misma que a los diecinueve años. Para resumir, no fue solo que, de cinco mil personas, solo entraron ochocientas y yo era una de ellas, sino que terminé la carrera con la segunda mejor media de mi promoción y saqué un 10 en mi trabajo de fin de grado. Al parecer, no era tan «tonta» como creía mi yo adolescente.

De todas formas, para los fines de este libro, vamos a centrarnos en aquellas CL relacionadas con la maternidad. Las que tienen que ver con la construcción social del rol de madre proceden de cómo fuimos socializadas y de las representaciones sociales de la maternidad que mamamos y con las que crecimos en casa y en la escuela, así como las que nos llegaron a través de los medios de comunicación de masas, que pueden hacer que nos sintamos culpables cuando no podemos cumplir nuestras expectativas irreales o idealizadas, o las del entorno. Por ejemplo, si una de nuestras creencias limitantes sobre la buena madre es que nunca se enfada y siempre tiene bajo control sus emociones, nos sentiremos terriblemente culpables si alguna vez reaccionamos gritando o nos enfadamos.

Las heridas de la infancia, por su parte, generan creencias limitantes que van a influir en la manera en la que nos pensamos madres y actuamos para ser consecuentes con dichas creencias. Por ejemplo, si de pequeña padeciste maltrato físico en la escuela infantil, quizá como madre tengas la creencia de que nadie puede proteger a tus hijos como tú, por lo que te será imposible delegar el cuidado de tus hijos en terceros y, si no te queda otro remedio que hacerlo, la culpa será muy potente.

Algunas creencias limitantes en la maternidad:

1. Las necesidades de mis hijos son más importantes que las mías.
2. Invertir en autocuidado y tomarme tiempo a solas es egoísta.
3. La buena madre es la que puede con todo y no se queja.
4. Si me enfado o grito soy un fracaso como madre.
5. No tengo lo que hay que tener para ser una buena madre.
6. Si me quejo de algo relacionado con mi maternidad es porque no quiero a mis hijos.

7. Mi hijo está mejor cuando no estoy cerca.
8. No soy suficiente.
9. Soy igual que mi madre.
10. Nadie me entiende.
11. Nadie puede cuidar a un hijo como su madre.
12. El comportamiento de nuestros hijos es nuestro reflejo.

Estas creencias no solo limitan nuestro potencial en la maternidad, sino que se terminan transformando en refuerzos negativos que nos atan a la culpa y que alimentan la idea de que para ser una buena madre debemos cumplir ciertos requisitos. ¿Te cuento un secreto? A mí todavía me cuesta no sentirme culpable por situaciones que sé de manera consciente y racional que tienen que ver con los estereotipos de rol. Hacía dos años que no salía de viaje sola y estaba necesitando un tiempo para mí en el que realmente pudiese desconectar, sin tener que preparar mochilas ni llevar a las extraescolares ni leer el cuento antes de dormir. Necesitaba estar sola para volver a habitarme, para cargarme de energías, para poder hacer lo que quiera, lo que sienta, lo que me apetezca sin horarios, sin tener que centrarme en las necesidades de otros seres y hacerlo un rato solo en mí, en lo que necesito, en lo que me pide el cuerpo. Me di cuenta de la necesidad de desconectar del «modo mamá» porque unas semanas antes de reservar el vuelo estaba yéndome a dormir a las 2 o 3 de la madrugada: necesitaba ese tiempo de soledad que no tengo durante el día, ya que con los peques en casa siempre es imposible desconectar.

Entonces, el mes pasado decidí autorregalarme un viaje a Viena por mi cumpleaños. Viajé sola y, aunque mi pareja me dijo que me tomase una semana si lo necesitaba, solo me fui cinco días porque no me apetecía estar más tiempo lejos de mis peques. Aunque me hubiera gustado irme a Grecia, elegí Austria porque el vuelo a Valencia es directo, de solo dos horas y media y, en caso de alguna urgencia, podía estar en casa en tres horas.

Fue un viaje maravilloso. Caminé sin rumbo y me perdí por callecitas mágicas de la ciudad, parando a por un café, mirando tiendas, haciendo lo que YO quería. La primera noche fui a escuchar a la Filarmónica de Viena y, cuando comenzaron los violines, se me caían las lágrimas de emoción... Al día siguiente, en el hotel, me preguntaron «¿Qué le gustaría desayunar?»... y no sabía qué contestar del tiempo que hacía que nadie me preguntaba a mí qué quería comer. Puede sonar tonto y que solo quienes somos madres entendamos este relato.

Cuando viajo, siempre hago las reservas pensando en no pasar demasiadas noches fuera de casa y creo que lo hago por la duda latente de si mis hijos estarán bien sin mí, si me extrañarán mucho, si su padre los cuidará como lo hago yo... En definitiva, la culpa como opresión sigue morando en mí. La diferencia es que hace un par de años esa culpa me habría hecho desistir del viaje por completo, pero ahora estamos negociando y le estoy poniendo límites, es decir, ¡es un avance! Lo mejor de todo es que me fui en paz, tranquila, segura, convencida de que me lo ME-REZCO y de que mi familia iba a estar bien, que el papá de mis peques tendría que hacer un esfuerzo mayor, pero que está capacitado. Eso es realmente el trabajo de alquimia: transformar la culpa en gozo, transformar la culpa en espacio de autocuidado, pero siendo consciente de que siempre alguna traza de culpa quedará, pues no la vamos a erradicar toda de la noche a la mañana y cada una tenemos nuestros tiempos. Sé paciente contigo misma. Y recuerda que no necesitas viajar lejos para encontrarte, no tiene que ser un viaje a Austria. Lo importante es poder darte ese espacio y esa distancia física cuando sientas que realmente lo necesitas.

Cuando trabajamos esta culpa, hacemos las paces con todas aquellas decisiones que impliquen cuidarnos, ponemos en práctica la frase «cuidarse para cuidar», que no significa «descuidar al otro para cuidarnos», sino, como magistralmente lo resume L. R. Knost: «Cuidar de ti misma no significa yo primero, significa yo también». Ese «también» es la clave, es el que incluye, es el que reconoce las necesidades de la madre.

Cuando detectes una creencia, emoción o pensamiento negativos o catastrofistas relacionado con tu rol de madre, haz una inhalación profunda y una exhalación lenta. Desde la plena atención, sigue estos pasos:

1. Nombra lo que estás sintiendo o pensando. Por ejemplo: «soy una mala madre», «no tendría que haber dejado a mi hijo delante de la pantalla dos horas».
2. Identifica en qué zonas del cuerpo sientes o se manifiesta esa emoción o pensamiento y qué te provoca: ¿la sientes en el abdomen, la garganta, el pecho, los hombros? ¿Te genera tensión en la mandíbula, aceleración del ritmo cardiaco?
3. Déjalo ir repitiendo varias veces esta frase: «Inspirando soy consciente de que esta emoción/creencia/pensamiento me genera sufrimiento, espirando lo dejo ir».

Tomar conciencia y analizar las acciones y disparadores que te generan culpa:

Cuando te sientas culpable por algo, respira profundamente, siéntate unos minutos y analiza la situación. Puedes hacerte preguntas como: ¿Cuáles son los motivos que me hacen sentir así? ¿Qué creencias están detrás de mi sentimiento de culpa (por ejemplo: las madres son perfectas; si no soy buena madre soy una fracasada; no soy lo suficientemente buena para ser madre)? ¿Qué situaciones o palabras o lugares te arrastran a repetir estas creencias en tu cabeza (por ejemplo: la presión de mi pareja, la presión de mis padres, compararme con mis amigas)? ¿Qué evidencias tienes de que esas creencias son reales? ¿Puedes afirmar a ciencia cierta que esas creencias son reales?

5

EXPECTATIVAS Y AFERRAMIENTOS

Expectativas, aferramientos y rigidez mental

Cuando somos muy rígidas o radicales en lo que creemos o en los parámetros o directrices, esa inflexibilidad nos aleja del bienestar.

Expectativas y aferramientos

Algo que me parece maravilloso de la filosofía budista es que es holística, es decir, puede aplicarse y da sentido a múltiples escenarios de la vida, incluso a la lactancia. Tengo la enorme fortuna de vivir muy cerca de la Fundación Paramita, a la cual acudo frecuentemente y en la cual me he formado. La Fundación está a cargo del venerable lama

Rinchen Gyaltsen, a quien considero un gran maestro. En uno de sus últimos cursos, «Soltar», explica cómo los aferramientos y las expectativas nos producen sufrimiento mental. Intentaré a continuación hacer un paralelismo de estas aportaciones con la culpa materna.

Imagina que estás planificando unas vacaciones a Bora Bora. Haces una lista de lo que necesitas llevar, actualizas tu pasaporte, miras de antemano el pronóstico del tiempo para llevar la ropa adecuada, coges un billete de avión directo para que no sea tan pesado para los peques, reservas un transporte que os llevará al aeropuerto, haces una lista de todos los sitios que quieres conocer y las actividades en el destino, etc. Pero, cuando llegas al aeropuerto, resulta que te equivocas de vuelo y terminas aterrizando en Finlandia. Cuando te das cuenta, te pones histérica y exiges a la aerolínea que te envíe al Caribe, pero te dicen que solo hay vuelos una vez a la semana y que el próximo saldrá al cabo de cinco días. Te dicen también que costearán tu alojamiento y tus gastos y que te harán un reembolso. En ese momento puedes hacer dos cosas: quedarte en el aeropuerto quejándote, discutiendo y exigiendo un avión que no va a llegar, o puedes aceptar esta nueva realidad, liberarte del aferramiento a la idea de estar en ese momento en una playa del Caribe y tratar de sacarle jugo al nuevo destino. Si la vida te da limones, haz limonada (o una margarita o un mojito). Y resulta que la maternidad es un viaje al que llegamos con una maleta llena de sueños y expectativas y con una planificación basada en nuestra propia visión de la realidad. En la maleta no solo cargamos expectativas, también cargamos traumas, creencias, objetivos. Y muchas veces esas expectativas son tan elevadas que la realidad de maternar es incompatible con ellas.

No hay nada de malo y, de hecho, es muy positivo establecer objetivos en tu maternidad, tratar de ser cada día una mejor versión de ti misma, hacer planes y tener expectativas. El problema se presenta cuando esos objetivos, ese escenario ideal, o las cualidades que pretendes hacer tuyas carecen de apertura y flexibilidad. Lo negativo y contraproducente es basarnos en expectativas rígidas que se traducen en aferramientos y apegos a ideas que nos generan malestar o culpa cuando no alcanzamos a cumplirlas. En estos casos, perdemos la adaptación y la tolerancia, nos movemos desde el aferramiento y el apego a ese supuesto «resultado esperado» y todo ello nos genera malestar y sufrimiento mental. Cuanto más específicos, detallados y rígidos sean tus objetivos como madre, más frustrada, ansiosa y culpable te vas a sentir si las cosas no resultan como lo planeaste, y permíteme decirte que es muy probable que eso suceda. Cuando las cosas no salgan como esperas, puede que te encuentres a ti misma buscando culpables externos: tu pareja, la presión social, demandas inagotables... Sin embargo, aunque hemos visto que esos factores influyen en la manera en la que maternamos, hay que reconocer que cada una de nosotras tiene el poder de ponerle fin al malestar que provoca el aferramiento a una maternidad demasiado exigente, y el modo de hacerlo es ser más abiertas y flexibles, así como aceptar que esa culpa no nos pertenece. Tú tienes el poder de trabajar en tus pensamientos, en tus emociones y en aquello que te produce sufrimiento mental, pero para hacerlo es imprescindible soltar el control.

¿Qué pasaría si en lugar de enfadarte con la aerolínea utilizaras ese tiempo para buscar una excursión en la Antártida? ¿Qué pasaría si, en lugar de autoexigirte jugar con tus hijos cada vez que te lo pidan, te permitieras decirles que no te apetece de vez en cuando?

Las expectativas nos llevan al aferramiento y este nos empuja a experimentar lo que los budistas llaman «emociones aflictivas» (culpa, ira, desasosiego, hartazgo, enfado, envidia, ansiedad). Si nos detenemos a observar, dichas expectativas no son innatas, sino que nacen de las comparaciones, del ego, de las presiones sociales por ser perfectas, por hacer las cosas de determinada manera. Si podemos aceptar la realidad en la que vivimos hoy con sus particularidades y soltamos el control, todo va a empezar a fluir en su cauce natural.

En la maternidad, el aferramiento a determinados mandatos, ideas o creencias relacionados con los atributos de la «buena madre», que históricamente han sido opresores e irreales, nos empujan a ser demasiado rígidas y perder la apertura, cerrándonos a otras posibilidades, a otra forma de encarar y vivir la experiencia materna que nos genere menos culpa. El primer paso para liberarnos de esa culpa es soltar las expectativas rígidas y abrirnos a otras más realistas, conciliadoras y compasivas, principalmente a través de la aceptación de nuestra humanidad y de una mirada de autocompasión hacia nosotras mismas. Eso no significa que no vayamos a intentar hacer todo lo posible por ser buenas madres, sino que ser buena madre deja espacio a los errores, los problemas y los retos. Cuando nos aceptamos como madres suficientemente buenas y soltamos las expectativas de la madre perfecta, con ellas se van muchos kilos de culpa materna.

La forma idónea de salir del aferramiento, para los budistas, es la práctica de la meditación, el estudio y la reflexión sobre la impermanencia de las cosas. Esta mirada nos ayuda mucho a disminuir nuestra culpa. Frases sobre maternidad como «hoy no es para siempre», «va a pasar», o «la infancia pasa demasiado rápido» son una llamada a volver a nuestro centro y reconocer que lo único permanente en el mundo es la impermanencia. Si podemos reconocer que los aferramientos relacionados con nuestra maternidad son también impermanentes y van a cambiar en función de muchos factores como la edad de nuestros hijos, nuestro desarrollo personal, etc., podremos soltar y vivir más plenamente una maternidad «suficientemente buena».

Solo con una actitud de desapego hacia las expectativas irreales del rol de madre, podremos liberarnos de ellas y aceptar sin juicios la maternidad tal y como es en el momento presente.

Creo que coincidirás conmigo cuando afirmo que la mayoría de las madres aspiramos, entre otras cosas, a no dañar a nuestros hijos con nuestros problemas, estados de ánimo. Pues es importante saber que los niños perciben el estrés del ambiente, ellos sienten cuando en nuestro hogar hay enfado, estrés, frustración. Si bien estas emociones son parte de la vida, si vivimos nuestra maternidad o paternidad sosteniendo las emociones aflictivas constantemente debido a la falta de flexibilidad o a expectativas de una maternidad idealizada podríamos llegar a afectar a nuestros peques, quienes podrían llegar a sentirse culpables por ese estrés o enfado cuando en realidad no es su culpa que nos pongamos la vara tan elevada. Esta es una razón extra para que trabajes conscientemente en tu culpa materna y en tus expectativas, no solo por ti, también por tus hijos. Tu culpa por no llegar puede provocarles culpa por pensar que no llegas por su culpa.

6

LA ALQUIMIA: CÓMO TRANSFORMAR UNA MATERNIDAD CULPÓGENA EN UNA MATERNIDAD GOZOSA

Para comenzar a transformar la culpa en calma, el primer paso es acercarnos a ella e indagar de dónde viene, pues si la culpa es adaptativa debemos acogerla y reparar nuestra acción, pero si es heredada o patológica, tendremos que liberarnos de ella y quitarle poder en nuestra vida. Para ello, es importante que completes durante una o dos semanas un diario de culpa materna. Cada vez que sientas que esta emoción te moviliza, responde las siguientes preguntas:

Describe la situación que te hace sentir culpable: trata de ser muy detallista y objetiva. Recuerda que tan solo el trabajo de poner en palabras lo que sientes puede ser sanador en sí mismo. A las madres se nos permite expresar nuestras emociones positivas, pero somos muy juzgadas cuando expresamos las negativas, pues se supone que las madres no podemos sentir nada negativo relacionado con nuestros hijos. Sucede muy a menudo que cuando una madre expresa algo de su maternal que no le agrada o le provoca malestar (Ej: no me gusta jugar a las muñecas con mi hija) su entorno familiar o social da por hecho que el motivo de fondo es falta de amor por los hijos, cuando nada tiene que ver una cosa con la otra. Date permiso para narrar tu culpa sin tapujos.

1. Lo que estoy sintiendo ¿es culpa como emoción o es culpa como opresión? ¿Es vergüenza o es culpa?

2. ¿Por qué esta culpa en particular, comparada con otras, me genera dolor?

Si es culpa como emoción, ¿qué puedo hacer para reparar mi acción? ¿Qué estrategias podría incorporar para evitar que la situación que me genera culpa vuelva a suceder?

Si es culpa como opresión o vergüenza, ¿de dónde crees que viene esta culpa (rol de la buena madre, presión social, creencias limitantes, heridas de la infancia)? ¿Es una culpa racional? ¿Qué puedo hacer para tenerla bajo control?

Para trabajar la culpa por opresión sería ideal que pudieras realizar un tratamiento psicológico o terapéutico, sobre todo si la culpa es recurrente y patológica. No tengas miedo de sentirte culpable. Recuerda que es una emoción necesaria y universal. Puede además servirte como un medio de autoconocimiento de los disparadores emocionales o situaciones particulares que te predisponen a cometer los errores que luego te generan culpa.

Por otra parte, ten en cuenta que las estrategias que comparto contigo en este libro están centradas en tu trabajo personal, pero tú no eres la única responsable de aquellas situaciones que, en cierta manera, te llevan a hacer o decir algo que te genera culpa, aunque sí eres responsable de cómo reaccionas. Hrdy lo expone claramente al afirmar que los mitos sobre las experiencias maternas las presentan como «naturales», «instintivas» e «intuitivas», en lugar de «culturales», «económicas», «políticas» e «históricas».

Lo que trato de decirte es que debemos cuestionar el contexto y los elementos que están implicados en las acciones o reacciones que no son correctas y que nos generan culpa.

Como vimos anteriormente, las madres posmodernas vivimos inmersas en una sociedad individualista, centrada en los resultados, infantofóbica y madrefóbica, en la que es muy difícil o casi imposible conciliar trabajo-familia y, por si esto fuera poco, nos hemos quedado sin tribu. Entonces, si bien es una realidad que, por ejemplo, si dejas que tus hijos estén ante pantallas constantemente puede perjudicarlos en su desarrollo, hay que tener en cuenta que, en algunas situaciones puntuales, no hay muchas opciones más que recurrir a las pantallas. Dicho esto, además de centrarnos en reparar el error (que, en este caso, sería dejar que tus hijos estén demasiado tiempo ante pantallas), deberíamos tratar de buscar soluciones que estén a nuestro alcance para evitar que tengamos que recurrir a ellas. Sé que parece imposible, pero siempre hay algo que se puede hacer. En el tema pantallas, en nuestra familia nos funcionó muy bien reemplazar tiempo de pantalla con audiolibros y podcasts infantiles, en los que los peques usan activamente la imaginación para armar los escenarios mentales en los que se desarrollan los cuentos.

SUGERENCIAS PARA HACERLE FRENTE A LA CULPA MATERNA

Deja que los sentimientos tóxicos se vayan

Ya sea por medio de un diario íntimo, charlando con tus amigas, en terapia o en algún grupo de madres en redes sociales, debes hablar de lo que te hace sentir culpable y por qué. No reprimas esos sentimientos que te intoxican, sácalos y compártelos. Libérate. Puede que alguien de afuera te pueda dar su punto de vista o simplemente un abrazo y consuelo.

No te compares

Compararse con otras madres es improductivo porque no somos ellas y porque sus hijos y los nuestros no son iguales tampoco. Quizá la otra madre tiene ayuda en casa; tal vez su bebé duerme de corrido toda la noche y por eso se le ve la piel tan tersa; quizá cuenta con ayuda profesional y por eso tiene la casa limpia todo el tiempo. En lugar de compararte, agradece lo mucho que tienes, agradece todas tus bendiciones, agradece las pequeñas cosas, nómbralas en voz alta, piensa en ellas, reza o medita antes de irte a la cama (agradece cosas como tener salud, techo, pareja, familia cerca, trabajo, estabilidad económica, agua, comida, etc.). Podemos elegir en qué pensamientos centrar nuestras energías.

Crea tus mantras anticulpa y repítelos varias veces al día

Las afirmaciones positivas nos ayudan a dejar sentimientos negativos atrás y son un acicate para nuestra autoestima. Repetirlas continuamente reprograma nuestro cerebro ya que, como dicen, somos lo que pensamos.

Aquí van unos ejemplos:
Soy buena madre.
Soy buena persona.
Lo hago lo mejor que puedo
No existe la madre perfecta
Mis imperfecciones me hacen única
Me acepto y me amo incondicionalmente en este
 momento
Soy amable conmigo misma
Me acepto tal cual soy.

Pausa en las redes sociales

Tómate un tiempo para hacer una pausa en las redes sociales. Las redes sociales son el caldo de cultivo ideal para las comparaciones desproporcionadas que nos pueden hacer sentir malas madres, quejicas o exageradas. Deja de conectarte unos días si te percatas de que te estás comparando demasiado con otras madres o de que los comentarios que te llegan en las redes potencian tu culpa materna.

ARTETERAPIA PARA LA CULPA MATERNA

Cuando te sientas agobiada por algún hecho que te haya provocado culpa, coge un folio y dibuja una espiral mientras inhalas lenta y profundamente. A medida que la dibujas e inhalas, repite mentalmente: «Esta culpa no es mía». A continuación, y sin despegar el lápiz del contacto con el folio, haz otra espiral en sentido contrario mientras exhalas por la nariz y repites mentalmente: «Me libero de esta culpa».

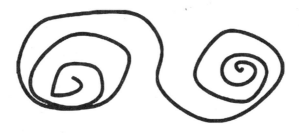

RECURSOS PARA TRANSFORMAR LA CULPA EN GOZO

A lo largo de estos años acompañando madres y formándome en psicología positiva y psicología budista, he aprendido muchas herramientas y conceptos que han sido indispensables en mi proceso de alquimia para trabajar no solo la culpa materna sino también el estrés parental. En este libro compartiré con vosotras los que me parecen más relevantes para deconstruir y tener bajo control la culpa materna, así como también la frustración y el estrés parental. Los recursos son: mindfulness, perdón, aceptación y autocompasión.

MINDFULNESS

Todas las visualizaciones y meditaciones que hemos estado haciendo nos predisponen a un estado mindful, nos ayudan a enfocar nuestra atención en el momento presente, a sentir el cuerpo, a enraizarnos. Las madres vivimos en piloto automático, siempre corriendo. Vivimos demasiado en el pasado y el futuro y muy poco en el presente. Nos preparamos todas las mañanas una taza de café y, antes de sentarnos a tomarla, ya empezamos un día de labores que no tiene fin. De repente llega la tarde y, mientras preparamos la merienda a los críos, vemos, perdida entre los platos sucios del almuerzo, nuestra taza de café helada e intacta. Ha pasado todo un día siendo de todo para todos, menos para ti.

Las madres vivimos en piloto automático, como la mayoría de los seres humanos en realidad y cuando haces cosas en automático arrastrando el cansancio acumulado de criar, pueden producirse accidentes. El año pasado se viralizó un vídeo en el que una madre acunaba un cochecito vacío mientras cargaba a su bebe al mismo tiempo. El vídeo recorrió el mundo y era muy tierna la imagen, pero lo que yo podía ver era una madre agotada movida en piloto automático. Seguramente, también te has hecho eco de noticias inmensamente tristes relacionadas con la muerte por asfixia y calor de alguna criatura que ha quedado durmiendo en el coche debido a que alguno de sus padres olvidó dejarla en la guardería y fue directamente a su trabajo dejando a su peque seis u ocho horas en el coche. Lo que la mayoría de la gente no entiende es que en la mayoría de los casos estos accidentes suceden porque estamos muy cansados, estresados y aun así seguimos con tantas demandas, pero además porque hacemos las cosas en piloto automático y luego cualquier mínimo cambio en la rutina desencadena un auténtico drama.

Recuerdo una mañana muy ajetreada. Mis hijos se preparaban para ir al cole mientras yo comía una tostada parada a los apurones. Mientras estábamos saliendo le dije a mi hija que recogiera sus juguetes que quedaron en el piso. En ese preciso momento y mientras cerraba la puerta un pensamiento aterrizó en mi cabeza: «debo comprar el juguete para el cumple del sábado». Me acerqué al coche, abrí el maletero, vi una toalla y recordé: «también debo llevar toallas al cumple porque es de nuevo en la piscina y el año pasado las olvidé y los peques se enfadaron». Subí al coche. Encendí el motor y llegó otro pensamiento: «hablando de toallas, Marta no me ha devuelto la que nos dejamos en su casa la semana pasada. Tengo que escribirle un mensaje porque es la toalla favorita de la peque»; acto seguido, «hablando de mensajes, me olvide de confirmar en el grupo que sí iré a la reunión del lunes». Pasados unos segundos: «tengo que organizarme con mi marido para que cuide a los peques el lunes mientras voy a la reunión». Y así, entre pensamiento y pensamiento, llegue a la escuela sin darme ni cuenta cómo. ¿Te suena familiar? Esta situación no la viven de igual manera los hombres, que en general, no llevan la carga mental de la misma forma.

Según la psiquiatra Marian Rojas Estapé, el hipocampo es una zona del cerebro que va almacenando todo lo que nos sucede, los recuerdos episódicos, que son recuerdos autobiográficos de eventos específicos de nuestra vida. En las mujeres está rodeado de cortisol y muy relacionado con el mundo emocional, por lo que según está autora, todos nuestros recuerdos tienen un componente emocional. De esta manera, es muy raro que las mujeres madres veamos algo que no nos produzca una emoción. Si mi marido hubiera abierto el maletero, él solo habría visto una toalla, como la mayoría de los hombres. Pero yo veía mucho más que solo una toalla. Esta tendencia quizá tenga mucho que ver con el sentir compartido por muchas madres cuando expresamos que no podemos apagar nuestros pensamientos, que vivimos con la lista de pendientes en la mente, lo que se entiende en mindfulness como «mente de mono», es decir, tus pensamientos te van llevando de rama en rama, como un mono en la jungla y esto te aleja del presente.

Por otra parte, en la actualidad los seres humanos no solo vivimos en piloto automático, sino que vivimos demasiado en el futuro, pensando en lo que haremos mañana, el mes que viene o en las vacaciones. Y las madres en especial, muchas veces agobiadas por las demandas de nuestros hijos, también le dedicamos demasiado tiempo a futurizar, a adelantarnos. Cuando vivimos futurizando demasiado dejamos de aprovechar las pequeñas cosas. Y de repente, te das cuenta de que tus hijos ya no son tan pequeños y llega la culpa por no haber pasado más tiempo con ellos viviendo el presente que es tan efímero, de haber estado enfocadas tanto en el futuro que desperdiciamos innumerables oportunidades de la infancia que nunca más regresarán. Y ese tipo de culpa es especialmente dolorosa.

Las madres nos martirizamos y autoflagelamos rumiando todo lo que hemos hecho mal, la culpa, el enfado y la falta de control, pero, curiosamente, nos agradecemos poco todo lo que sí hacemos bien. Por medio de la práctica de la atención plena, podemos dejar de anclarnos en los errores cometidos en el pasado que tanta culpa nos generan y aceptar nuestros pensamientos y emociones con ecuanimidad, sin juicios ni críticas. Así podremos ser más compasivas con nosotras mismas y aceptarnos imperfectas y humanas.

Por todas estas razones es TAN importante la práctica del mindfulness en la maternidad consciente.

La atención plena es la herramienta por excelencia para mejorar la regulación emocional y explotar menos ante los disparadores emocionales, así como estar atentas a nuestro diálogo interno culpógeno, a la vez que trabajar el perdón y la autocompasión, dos pilares fundamentales a la hora de transformar la culpa en gozo. Mejorar la regulación emocional en la crianza de los hijos es muy necesario, ya que los resultados de las encuestas que realicé en mi comunidad arrojaron que tanto en madres como padres la primera causa de culpa en la crianza era perder la paciencia y enfadarse.

El mindfulness es un concepto que ya existía hace 2.500 años en las tradiciones budistas, siendo la enseñanza central, los cimientos y la postura atencional básica y elemental que subyace y sobre la que se asientan todas las corrientes y tradiciones de la práctica meditativa budista.

La palabra mindfulness es la traducción al idioma

inglés del término pali «sati», o «smrti», en sánscrito, que implica conciencia, atención y recuerdo, y que ha sido traducido al castellano como atención o conciencia plenas. Se ha definido como la conciencia que emerge al prestar atención de forma deliberada, en el momento presente y sin juicio. La atención plena es una capacidad humana básica y universal que nos permite ser conscientes de los contenidos mentales momento a momento. Al ser una habilidad inherente al ser humano, puede ser entrenada y potenciada a través de diversas técnicas, siendo la meditación la que más se utiliza.

La práctica del mindfulness nos permite centrar la atención y la conciencia en el cuerpo por medio de la respiración, en la mente por medio del pensamiento, y en lo que nos rodea a través de nuestros sentidos.

Practicar la atención plena no solo te ayudará a trabajar la culpa materna, sino que aportará muchísimos beneficios a tu salud y bienestar: contribuir a mejorar la interacción con tus hijos, reducir tus niveles de estrés, mejorar las dinámicas familiares, ayudarte a sentir más empatía y compasión y tender menos a maltratar a tus peques. La práctica de la atención plena disminuye las reacciones automáticas que se producen durante las interacciones intensas entre padres e hijos y, como consecuencia, les permite a los padres ser modelos positivos de regulación emocional.

Hay dos maneras diferentes de practicar la atención plena. Puede hacerse de manera formal, a través de ejercicios estructurados y guiados (por ejemplo, yoga, escaneo corporal, meditación sentada o movimiento consciente) que siguen indicaciones o instrucciones concretas y determinadas posturas con una frecuencia e intensidad específicas, y que requieren que el sujeto active y mantenga un estado y un proceso de atención plena. La práctica formal está delimitada a un espacio y un contexto determinados, y la atención es canalizada hacia algún fenómeno u objeto específico del momento presente, siendo la respiración y las sensaciones físicas «el terreno idóneo» donde empezar a dirigir la atención.

Por otra parte, se puede ejercitar la atención plena de manera informal llevando la atención de manera intencionada a determinadas actividades de la vida cotidiana (comer, ducharse, caminar, lavar los platos), lo que activará un estado de mindfulness. El propósito de este tipo de prácticas es promover la toma de conciencia, la observación de los estímulos sensoriales y la atención a lo que está ocurriendo en el momento presente por medio de tareas sencillas. Este tipo de prácticas son autoguiadas y aplicables a cualquier espacio y actividad de la vida cotidiana. Cuando estamos criando, el tiempo es un bien preciado, y muchas madres no pueden darse el lujo de meditar una hora o practicar yoga, por eso siempre sugiero que durante los primeros años de vida de los peques nos enfoquemos en las prácticas informales como el mindful *eating* o las caminatas conscientes. En cuanto a las prácticas formales, quizá sea más realista realizar meditaciones guiadas cortas o ejercicios de respiración consciente de diez o quince minutos. Lo importante es que la práctica sea sostenida en el tiempo: algo es más que nada. Existen aplicaciones gratuitas con meditaciones guiadas cortas.

Pero el mindfulness no se explica, se practica. Así que, a continuación voy a sugerirte algunas prácticas breves adaptadas a tu realidad actual.

Práctica formal: respiración cuadrada

Cada vez que sientas culpa por algo relacionado con tu rol de madre, detente un instante y practica este ejercicio de respiración. Vas a sentarte con la espalda erguida, pero no tensa, y vas a cerrar los ojos. A continuación realizarás ciclos de respiración cuadrada de la siguiente manera: inhala en cuatro tiempos, retén el aire cuatro tiempos, exhala por la nariz en cuatro tiempos y contén la respiración cerrando las fosas nasales cuatro tiempos antes de volver a inhalar para dar comienzo a otro ciclo. Repite este ciclo de respiración las veces que sea necesario hasta que sientas que la culpa comienza a disiparse. Cuando hayas terminado al menos cinco ciclos, reflexiona y analiza:

¿De dónde creo que proviene esta culpa? ¿Es adaptativa o patológica?

¿Por qué me afecta tanto sentirme así?

¿En qué lugar del cuerpo siento la culpa?

Reflexiona sobre la manera en la que respiras diariamente y toma conciencia sobre lo que esa respiración está reflejando de tus emociones. Cuando hacemos o decimos algo que dispara la culpa, casi de manera instantánea las madres nos autoflagelamos con diálogos internos negativos del tipo «soy una pésima madre», «como es posible que me vuelva a equivocar», «no sirvo para eso», etc. Por este motivo es tan importante que puedas hacer un stop cuando sientas culpa, que puedas respirar y parar antes de que esta catarata de palabras basura te invadan pues si haces el ejercicio de comprender de dónde proviene dicha culpa, la mayoría de las veces evitarás caer en el ciclo inconsciente de culpa-autoflagelación. Si puedes parar y reconocer, por ejemplo, que quizá le subiste la voz a tu hijo porque hace dos noches que no duermes, en lugar de dar por hecho que eres una mala madre, seguro que puedes sentir más compasión por ti misma en lugar de culpa.

UN POCO DE TEORÍA

La respiración es uno de los anclajes centrales, más fáciles y utilizados de la práctica del mindfulness para lograr estar consciente en el momento presente. Esto se logra al observar de manera intencional los movimientos respiratorios, con especial énfasis en las sensaciones que produce la entrada y la salida del aire por las fosas nasales. La respiración pausada y lenta se ha vinculado con la relajación y el bienestar, mientras que la acelerada, con el estrés y la ansiedad.

Una de las principales dificultades que surgen en la práctica de la meditación basada en la respiración tiene que ver con distractores externos y pensamientos erráticos que fluyen por la mente de manera constante. Sin embargo, al darnos cuenta de que hemos dejado de estar presentes en el ahora, no debemos ser duras con nosotras mismas. Simplemente, intentaremos regresar amablemente y sin pensamientos de autocrítica al ejercicio que estábamos realizando.

Se han observado efectos beneficiosos de la respiración lenta y la relajación mental en la disminución del estrés tras una sola sesión. Sin embargo, algunos estudios indican que se obtienen mejores efectos tras un periodo de 4-6 semanas de entrenamiento.

Práctica formal: escáner corporal (BODY SCAN)

Ten en cuenta que lo importante no es dejar la mente en blanco o evitar pensar, sino tomar conciencia de lo que está pasando dentro de ti, en tu cuerpo y en tu cabeza, y aceptarlo como es porque es parte de tu experiencia del momento. Cuando aparezcan pensamientos o divagaciones, acéptalos y déjalos ir, especialmente los pensamientos de autocrítica, concentrándote en la respiración, que será tu punto de anclaje. Pon el foco en cómo te estás sintiendo y qué está sucediendo en tu interior, teniendo en cuenta que no hay una manera correcta o incorrecta de sentirse cuando se hace meditación.

Ahora nos tumbamos de espaldas sobre una colchoneta o un tapete, o sobre la cama, con los brazos a los lados del cuerpo y las palmas abiertas mirando hacia arriba. Relajamos los pies para que caigan a los lados. La posición corporal debe ser cómoda para que contribuya a que enfoques tu atención en el momento presente sin que la incomodidad o el dolor generen distracciones. A continuación cerramos los ojos y llevamos la atención a nuestra respiración de manera natural, sin manipularla, simplemente inhalando profundamente y exhalando lentamente. Nos centramos particularmente en el abdomen, sintiendo cómo se infla y se expande con cada inhalación y cómo se contrae con cada exhalación, y siguiendo con la mente los movimientos rítmicos del vientre en cada ciclo de respiración. Observamos el ritmo de la respiración, las sensaciones que nos genera. A continuación llevamos la atención hacia los dedos del pie izquierdo, moviéndolos uno por uno y tomando conciencia de todas las sensaciones que emergen, como puede ser un cosquilleo, una presión, un dolor. En cada inspiración penetra en ellos energía viva y relajación, y en cada espiración salen sensaciones de cansancio, tensión o dolor. Continuamos de esta misma manera haciendo un barrido por todo el cuerpo, siguiendo esta secuencia:

1. Dedos del pie izquierdo.
2. Resto del pie izquierdo.
3. Pierna izquierda.
4. Pelvis.
5. Dedos del pie derecho.
6. Resto del pie derecho.
7. Pierna derecha.
8. Pelvis.
9. Zona lumbar.
10. Abdomen.
11. Parte superior de la espalda.
12. Pecho.
13. Hombros.
14. Dedos de las dos manos, simultáneamente.
15. Brazos.
16. Hombros.

17. Cuello y garganta.
18. Cara: ojos, orejas, nariz, mentón, mandíbula.
19. Parte posterior de la cabeza.

Para finalizar, comenzamos a mover suavemente las manos, los pies, el cuello y la cabeza. Cuando nos sintamos listos, abrimos los ojos y regresamos a nuestras actividades.

Recomiendo repetir el *body scan*, de ser posible, todos los días durante una semana.*

Reflexión al finalizar la práctica: ¿cómo te has sentido? ¿Tomaste conciencia de algún aspecto de tu cuerpo, tensión o contracción que desconocías? ¿Te mantuviste abierta a todas las emociones y experiencias corporales que surgieron, aceptándolas sin juicios o expectativas?

UN POCO DE TEORÍA

Uno de los principales mecanismos a los que se le atribuyen los efectos terapéuticos del mindfulness es la conciencia corporal, que hace referencia a una manera particular de conciencia del momento presente: sin prejuicios, con aceptación y basada en las sensaciones físicas. Se asocia con aceptar la experiencia corporal en lugar de evitarla, e

---

* Esta meditación está inspirada en la propuesta por Arguís Rey.

implica la capacidad de estar atentos a la experiencia interna del cuerpo. Se ha asociado tener mayor conciencia corporal con numerosos beneficios. Por ejemplo, se ha demostrado empíricamente que el nivel en que un individuo es capaz de percibir con detalle las funciones corporales se relaciona de manera positiva con la intensidad de las emociones y que existe una asociación positiva entre conciencia interoceptiva y regulación emocional, así como la toma de decisiones. A nivel cerebral, se ha evidenciado que las variaciones interindividuales en la capacidad interoceptiva están asociadas con el grosor cortical de la ínsula anterior derecha, lo cual sugiere posibles efectos en la neuroplasticidad.

PRÁCTICA INFORMAL: MEDITACIÓN ANDANDO

Elige un camino que te gustaría realizar y que te lleve entre diez y veinte minutos. Si quieres, puedes aprovechar para caminar hasta algún sitio donde necesites ir, por ejemplo, para hacer la compra o pasear a tu hijo con el cochecito. Camina en una dirección en la que ya hayas ido muchas veces, que sientas que conoces de memoria, pero ahora céntrate en observar con plena atención, comenzando por el movimiento de tus piernas, el sonido de tus pasos, el ritmo que llevas. Luego, y de manera progresiva y gradual, dirige la atención hacia otras cosas: las losas del suelo, los colores de los edificios, las flores y sus aromas, las plantas, los balcones, los ladrillos, los animales que veas, los sonidos de los coches al pasar o quizá los pájaros, el viento en los árboles, tu piel reaccionando a la temperatura del ambiente. Toma conciencia mentalmente de todos los pequeños rincones o detalles en los que nunca te habías fijado. El propósito de esta práctica es experimentar todas las sensaciones que surjan durante la caminata con mente de principiante, tratando de incorporar todos los sentidos posibles y cada detalle que percibas.

Práctica informal: café consciente

Durante el desayuno, o en cualquier momento del día en el que dispongas de unos minutos para hacer una pausa y tomar un café, un té o una infusión, hazlo con plena atención y sigue realizando el mismo ritual durante una semana. Presta genuina atención desde el momento en que empiezas a prepararlo, observando la textura, el aroma, la forma de la taza, cómo sale el vapor y te calienta la cara y las manos... Saborea cada sorbo lentamente. Toma conciencia de que disfrutar de tu taza de té o café de manera consciente no consume tiempo extra, sino que únicamente tiene que ver con tu disposición, actitud y atención.

PRÁCTICA INFORMAL: LLEVAR LA ATENCIÓN A SITUACIONES COTIDIANAS

Elige alguna actividad de tu día a día y haz un esfuerzo deliberado por llevar tu atención por completo y a través de todos los sentidos a lo que estés haciendo. Enfócate en los colores, los detalles, los elementos, los sonidos, los aromas, las texturas, la temperatura, las sensaciones corporales que te genere la actividad. Algunas opciones pueden ser: lavar los platos, darte una ducha, llevar a pasear a tu bebé en el cochecito, jugar con tu hijo, leerle un cuento, cepillarte los dientes...

PRÁCTICA INFORMAL: MIRADA DE PRINCIPIANTE

En algún momento del día o de la noche en el cual tu hijo/a esté durmiendo, tómate unos minutos para observarlo con atención plena, como si fuera la primera vez que lo ves en tu vida, como si tuvieras superpoderes que aumentaran tus sentidos a la enésima potencia, siguiendo las indicaciones descritas a continuación:

1. Mira a tu hijo/a diez segundos de manera general. Quizá aparezcan pensamientos o emociones. La recomendación es que prestes atención a lo que surja, lo aceptes y no intentes modificarlo.

2. Ahora continúa observando, pero en detalle. Escanea todo su cuerpo muy lentamente, comenzando por la cabeza, el cuero cabelludo, la frente, los ojos, la nariz, la boca, las orejas, el cuello, el tórax, los brazos, las manos, los dedos, el abdomen, las piernas, los pies, los dedos. ¿Qué sensaciones te genera?
3. Tómate tu tiempo para observar realmente a tu hijo, imagina que nunca antes lo habías visto. Obsérvalo con toda tu atención. Deja que tus ojos lo exploren: sus pequeños deditos, sus uñas. ¿Están largas? ¿Lo notas más alto? ¿Quizá más delgado? ¿Cómo son sus pestañas? ¿Tiene algún raspón o moretón?
4. Acaríciale, siente su piel, su cabello, las palmas de su mano, tócale las uñas. ¿Qué sensación te transmite? ¿Qué notas? ¿Qué emociones te genera?
5. Acércate lo más posible y, cerrando los ojos, huele su piel, su cabello, y percibe las sensaciones con cada inhalación. ¿Cómo huele? ¿A qué huele? ¿Su aroma te recuerda a algún lugar, persona, situación? Si no huele a nada, o apenas huele, percibe eso también.
6. Acércate a su nariz y escucha su respiración, acércate a su corazón y escucha cómo late. ¿Qué sensación te transmite? ¿Qué notas? ¿Qué emociones te genera?

Cuando finalices, tómate unos instantes para agradecer el tenerlo a tu lado sano y salvo.

Perdón

Todas las relaciones interpersonales pueden provocar situaciones triviales, pero también comentarios negativos o críticas, o hechos más graves, como la traición, a partir de los cuales terminamos heridos debido a los actos de otros. Dichas circunstancias plantean la temática del perdón.

El perdón ha estado históricamente asociado a la religión, la filosofía y la antropología, pero en las últimas décadas ha suscitado el interés de la psicología como un constructo con potencial generador de bienestar, al liberar al ofendido de una avalancha de emociones negativas hacia el agresor y asociadas al hecho puntual que generó la herida.

Desde la psicología positiva, el perdón es la decisión consciente y deliberada de dejar ir y liberarse del resentimiento o los ánimos de venganza hacia alguien que te ha herido o hecho daño, más allá de si es o no merecedor de tu perdón, lo cual no significa que al perdonar neguemos, olvidemos, justifiquemos o minimicemos el daño causado, o que por perdonar tengamos la obligación de reconciliarnos con el agresor o de dejar de buscar justicia y reparación a nivel legal. Más bien, el perdón se centra en quien perdona, liberándolo de las emociones corrosivas negativas que siente cuando piensa en quien le causó el daño, emociones como el odio, el rechazo o la venganza. Perdonar no significa que vayas a desarrollar sentimientos positivos hacia quien te hirió, sino que te vas a liberar de los negativos, que muchas veces te afectan más a ti que al ofensor. Al perdonar a los demás y perdonarte a ti misma, le quitas el poder de dirigir tu vida a esas emociones negativas, abriendo una puerta a la sanación, lo cual te va a permitir y facilitar seguir adelante con tu vida con más paz y calma.

Perdonar, básicamente, significa que, aun cuando quien te hizo daño no merezca ser perdonado, eliges perdonar. Difícil, ¿no? Perdonar requiere coraje, valentía y mucha templanza, pues lo más fácil es no perdonar. También implica amabilidad y un acto de liberación para una misma. Perdonar es soltar, es quitarle poder sobre nuestro bienestar al pasado y a la persona que nos agredió, por lo que, en realidad, es más importante y significativo para quien perdona que para quien es perdonado. No perdonas tanto por los demás, lo haces por ti, para cuidarte.

En este sentido, el cuerpo teórico actual ha demostrado que cuando perdonas a otros o te perdonas a ti misma.

- Experimentas menos emociones negativas, potenciando en contrapartida el rendimiento físico y mental.
- Aumentan tus emociones positivas y eres más feliz (aumenta tu bienestar).

- Te sientes más esperanzada.
- Mejora tu autoestima.
- Estás más satisfecha con tu vida.
- Disminuyen los síntomas de depresión, ansiedad y neuroticismo.
- El estrés que te provocaba la herida se neutraliza.
- Estas más propensa a perdonar a otros.
- Eres más amable con los demás y contigo misma.

EL PODER DE PERDONARTE A TI MISMA

EJERCICIO

Divide un folio en dos columnas. En la de la izquierda escribe aquellas cosas que crees que haces mal en la crianza de tus hijos. En la de la derecha escribe las que haces bien.

Probablemente no me equivoque al afirmar que completar la columna de las cosas que haces mal fue mucho más fácil y rápido que completar la columna de lo que haces bien, ¿verdad? Y es que es muy normal, por el estigma de la buena madre, que tengamos la tendencia, en general, a enfocarnos en lo malo y no en lo bueno.

La culpa materna adaptativa es la emoción que nos empuja a reparar el daño causado, a tomar responsabilidad y a pedir perdón. Pero muchas veces a las madres nos cuesta perdonarnos y somos muy duras con nosotras mismas. Es curioso, pues perdonar a los hijos nos resulta fácil, pero hacerlo con nosotras mismas parece una misión imposible. Es como si no meeciéramos el perdón. Rumiamos y recordamos lo que hicimos mal ayer, la semana pasada, hace tres años. Esa vez que se nos cayó el peque de la cama o cuando perdimos la paciencia y gritamos. Recordamos cada error como si hubiera pasado hace unos minutos y así quedamos atrapadas bajo las olas de emociones negativas de culpa, ansiedad, vergüenza. Estamos muy poco acostumbradas a centrarnos en todo lo que hacemos bien, mientras que lo que hacemos «mal» o que va en contra de los atributos de la «buena madre» lo sentimos como si fueran tatuajes que llevásemos en carne viva. Y es que, como hemos visto, las madres debemos ser perfectas cual diosa o cual ángel celestial y, claro, ni las diosas ni los ángeles se equivocan, pues no son humanos.

Te culpas si has tenido que dejar la lactancia por causa mayor o simplemente porque ya no te apetecía, pero ¿te agradeces por los meses o años, días y noches en los que has sostenido la lactancia? Te culpas cuando pierdes la calma ante una pataleta, pero ¿te felicitas todas las veces que la gestionas como una campeona? No creo.

Perdónate por no ser perfecta, principalmente porque es imposible serlo. Perdónate por los errores, nadie nace sabiendo ser madre. Perdónate por los desaciertos y por dejarte llevar por consejos arcaicos. Perdónate por fallar, pues si no fallas no aprendes. Los bebés aprenden a caminar cayéndose, las madres también. Si no te perdonas, la culpa gana. El pasado no puede cambiarse, pero sí puedes elegir qué emociones forman parte de tu presente: si el arrepentimiento, la desidia, la tristeza y la culpa, o el optimismo, el amor y la esperanza. Si aceptamos a nuestros hijos imperfectos; si perdonamos sus ofensas; si los vemos, más allá de sus acciones aisladas, por lo que hay en sus corazones, por todos sus atributos, ¿por qué nos cuesta tanto proyectar esa mirada en nosotras mismas? A las mujeres nos han herido, han quebrantado nuestra autoestima, nuestro amor propio; durante siglos y siglos nos han hecho sentir inferiores, una simple costilla de Adán, un anexo, un pedazo de carne. Pues no lo somos y, si pretendes liberar a tus hijas y a las hijas de tus hijas de la culpa materna, tienes que perdonarte primero, y es más fácil cuando aceptas que no estamos hechas para criar en solitario, que estamos hechas para sostenernos en una tribu.

Para poder ser capaz de perdonarte, debes abandonar las críticas hacia ti misma y aceptarte como una persona digna de amor y respeto. Para lograrlo, es fundamental trabajar y deconstruir los mandatos patriarcales sobre feminidad y maternidad, y sanar nuestras heridas de la infancia y creencias limitantes, sobre todo las referidas a nuestras capacidades y valía condicionada.

Perdonarte hace que la culpa, la autoflagelación y la autocondena se reduzcan, a la vez que aumenta la autocompasión y puedes aceptar que, por medio de tus errores, aprendes. Además, al perdonarte a ti misma, vas a reducir los niveles de estrés parental al disminuir las emociones negativas asociadas a tus errores en la crianza de tus hijos.

Con esto no estoy diciendo que no sea importante y necesario el trabajo de introspección y ajuste en relación con tu maternidad y a los errores que cometes en la crianza de tus peques. Lo que digo es que tus errores no justifican que seas excesivamente dura contigo misma, y que debes vigilar que la vara con la que mides tu desempeño no esté basada en atributos imposibles de alcanzar y no sea distinta de la que usas para medir a los demás.

Cierra los ojos, respira lenta y profundamente, date un abrazo a ti misma, y repite en tu mente: «Me perdono, me libero, nos libero».

ME PERDONO: Busca un folio y un boli. Divide el folio en cuatro y corta los rectángulos que has formado. A continuación escribe en cada papel: «Me perdono por...» y rellena con aquellas situaciones que crees que

> más te cuesta perdonarte. Una vez que hayas completado los cuatro papeles, dóblalos hasta hacerlos muy pequeñitos. Mientras los doblas, repite en tu mente: «Me perdono, me libero, nos libero». Cuando termines, coloca los papeles en una sartén o en una olla y quémalos.

LA IMPORTANCIA DE PERDONAR A NUESTROS PADRES

Las personas más importantes de nuestra vida y a quienes más amamos son las que más probabilidades tienen de herirnos profundamente y cuando esto pasa llegan sentimientos negativos muy potentes que pueden afectar a la relación. Por eso, a través del perdón, podemos procurar sanar estas heridas.

Cuando nos convertimos en padres, sucede muchas veces que las experiencias de nuestra propia infancia cobran un peso diferente y empezamos a notar que algunos hechos a los que antes no les dábamos tanta importancia, realmente nos hirieron, nos hicieron daño. Al ver a tus hijos, al compartir tiempo con ellos y evaluar tus propias reacciones y decisiones, comienzan a llegar recuerdos de tu infancia, de tu adolescencia, recuerdos que quizá quedaron guardados o escondidos en algún rincón de tu mente y que ahora reavivan algún trauma o te hacen cuestionar a tus propios padres en sus roles.

Cuando tenía cuatro años, fuimos de vacaciones a un hotel del sindicato de mi padre en las sierras de Córdoba. Mientras mi padre había salido a por comida, y mi madre peinaba a mi hermana mayor y daba el pecho a la menor, al parecer yo salí de la habitación a hurtadillas y me caí por las escaleras. Terminé inconsciente bajo un balcón, fuera de la planta baja. Según el relato de mi padre, una pareja me vio tirada y me llevaron a urgencias sin decirle nada a nadie. Mi madre se dio cuenta de que no estaba, salió desesperada a buscarme y en la recepción le dijeron que me había caído por el balcón y me habían llevado a urgencias. Me pongo en la piel de mi madre e imagino su desesperación al creer que me había caído por un balcón. La cuestión es que mi madre me fue a ver a urgencias y finalmente no fue nada grave, pero yo dejé de hablar, no decía ni una sola palabra. Me cuenta mi madre que una semana después me llevó a la consulta de mi pediatra y que de repente al verlo dije: «Dotor, me caí por las escaleras» con mi rudimentario vocabulario. Y esa fue la primera vez que hablé desde la caída.

Cuando mi madre me contaba esta anécdota del doctor, para mí era gracioso todo lo de mi vocabulario y el hecho de que de la nada empezara a hablar de nuevo. Pero cuando fui madre y aprendí sobre el impacto de estas experiencias tempranas, caí en la cuenta de que, evidentemente, el suceso en su momento me había traumado hasta el punto de dejar de hablar. No tengo memoria episódica del acontecimiento, pero sé que emocionalmente fue duro para mí y quizá hasta sentí rencor o rechazo hacia mis padres por no haberlo evitado. En retrospectiva, no les guardo rencor, porque fue un accidente y, como madre, sé que un descuido de unos segundos puede ser fatal. La cuestión es que podemos perdonar muchos de los errores o desaciertos de nuestros padres si dejamos a un lado la mirada crítica y aceptamos que, al igual que nosotros, aprendieron sobre la marcha.

Como hemos visto, podemos sentir rencor hacia nuestros padres por errores que cometieron de los que somos conscientes, pero también puede ocurrir que ese rencor o rechazo provenga de alguna situación de la cual no tenemos memoria episódica y de la que simplemente haya quedado la emoción. Sentir este rechazo irracional nos genera mucha culpa, porque no entendemos de dónde viene. Por eso es tan importante hacer un ejercicio de perdón. Si los perdono y acepto su humanidad y los errores, también voy a poder aceptar los míos, aceptarme humana y soltar mucha culpa. A su vez, el ejercicio de perdón hacia los padres o figuras de apego nos ayuda a cerrar o sanar algunas heridas de la infancia que son generadoras de culpa materna.

Nuestros hijos se están criando en un mundo muy distinto al de nuestra infancia, y para nuestros padres esto también fue así. Creo que ellos utilizaban las herramientas que tenían a mano. La información no era tan accesible como ahora e implicaba más tiempo y mucha logística. También creo que ellos seguían paradigmas sociales y religiosos de la época que no eran tan debatidos como ahora. Por otra parte, se transformaron en padres en promedio diez años más jóvenes que la mayoría de nosotros; eran adolescentes. No puedo ni imaginarme de madre a los dieciocho años, momento en el cual batallaba con un trastorno de la conducta alimentaria y no estaba, emocionalmente hablando, en mi mejor momento, ni con una pareja con la cual hubiera sido fácil o hubiera querido criar hijos. Ellos hicieron lo que pudieron y como pudieron, al igual que nosotros.

Te invito a pensar en cómo fue o puede haber sido la infancia de tus padres: en mi caso personal, ¿puedo realmente culpar a mi padre por no haber sido muy demostrativo cuando a él lo enviaron a estudiar a un internado a los diez años y solo veía a sus padres los fines de semana y debía tratarlos de «usted»? Sinceramente, no lo puedo culpar y hasta siento lástima por él, lo que no implica que avale algunas de sus decisiones. Lo que sí puedo es cortar el ciclo perdonándolo y procurando ser más demostrativa con mis peques de lo que él fue conmigo y mis hermanos.

Arrastramos rencores, arrepentimientos y dolor, quizá porque faltaron palabras por parte de ellos, quizá porque los tabús de la época evitaron charlas que nos hubieran ahorrado problemas, quizá porque faltaron abrazos para no hacernos «blanditos» o porque sobraron críticas, retos o palabras crueles para «hacernos fuertes». No queremos que les pase lo mismo a nuestros hijos, pero, así como nosotros no somos los mismos que hace diez o veinte años, ellos tampoco.

Tenemos que trabajar en los resentimientos y empezar por aceptar a nuestros padres como son, abandonando la inútil idea de cambiarlos a ellos o sus opiniones. En el momento en que los aceptamos plenamente, con sus aciertos y sus errores, dejando atrás esa guerra de egos, todo fluye con más calma.

Perdonar a nuestros padres, agradecerles y pedirles perdón a ellos por nuestros errores, son acciones necesarias para sanar las heridas con nuestros progenitores y disfrutar de su compañía en su nueva etapa como abuelos.

Pero perdonar es un acto voluntario y personal que se da progresivamente y es completamente válido que no te sientas preparada o no te apetezca perdonar en este momento. Hay heridas que son mucho más profundas que otras y que requieren más que la mera voluntad de perdonar, es decir, implican un trabajo y un acompañamiento terapéutico más personal y profundo. No te sientas presionada. Tómate el tiempo que necesites, pero lo más importante es que te esfuerces e intentes perdonarte a ti misma.

TÉCNICA:

Te regalo una flor (*La Crianza Rebelde*, 2019)

Para hacer este ejercicio de perdón a nuestros padres o figuras de apego principales, necesitamos un folio y un boli. Una opción que personalmente me encanta es poner música de fondo tranquila tipo zen. Lo primero que haremos es dibujar en el centro del folio un círculo que representa el cáliz de una flor. Allí escribiremos algo que nos ha hecho o dicho nuestro padre o nuestra madre y que nos ha dolido o herido mucho. Ahora, alrededor del centro dibujaremos diez pétalos. En cada pétalo escribiremos las razones por las cuales creemos que ellos pueden haber actuado de esa manera. Para ello, reflexionaremos sobre su historia personal, infancia, adolescencia, relación con sus padres. Una vez que tengamos la flor lista, leeremos todo y escribiremos debajo de la flor: «Mamá/Papá, te perdono por: ...».*

---

* Perdonar no significa negar el daño. Perdonar no significa renunciar a nuestros derechos: perdón y justicia van de la mano.

Aceptación: reconozco y acepto mi realidad actual y la acepto tal cual es

La aceptación tiene mucho que ver con las expectativas que tenemos sobre nuestra maternidad y está muy relacionada con perdonarnos a nosotras mismas para aceptarnos tal cual somos.

Recuerdo una vez que estábamos de vacaciones en un camping en la Toscana. Mis peques tenían dos y cuatro años. Por aquellos días la menor seguía tomando el pecho y lo necesitaba para dormir la siesta, por lo cual yo me perdía muchas horas de piscina y juego con el mayor. Cuando la nena se dormía, el padre se quedaba con ella y yo aprovechaba para ir un rato a la piscina a jugar con el mayor. Una tarde no había forma de que se durmiera. Había pasado hora y media y seguía jugando con la teta. Intenté de todo para que se durmiera, pero no había forma. Hacía calor, y yo estaba agobiada y quería irme a la piscina. Cuando ya habían pasado dos horas, me frustré mucho, me enfadé y le grité. Mi hija lloraba y a la vez suspiraba. Aunque estaba muy cansada, simplemente le estaba costando dormir. Al verla llorando por mi grito me sentí terriblemente culpable. Hasta el día de hoy me acuerdo de ese episodio, y el descontrol que tuve me genera mucho dolor. Esa tarde entendí que aquella era mi realidad actual: que podía batallar, enfadarme y patalear, pero mi hija era aún chiquita y, si mi elección era criarla respetando sus tiempos y darle pecho, eso era lo que me tocaba. Podía pelear contra esa realidad, o aceptarla teniendo presente que, como todo en la vida, la situación era transitoria y temporal. Elegí aceptar que esas vacaciones serían así y que más adelante las demandas serían menores y tendría más espacios para mí. Al aceptar la realidad, al menos, me liberaba de mucha culpa que llegaba de la mano de mi lucha por cambiar cosas que no podía cambiar. Si aceptamos que no todo depende de nosotras, que hay cosas que no podemos cambiar ni controlar, que hoy no es para siempre, vamos a liberarnos de mucha culpa materna.

Los seres humanos batallamos continuamente contra la realidad y, si no nos movemos a la aceptación, podemos caer en la victimización y la culpa. Si hoy te toca trabajar jornada completa porque tu situación económica es complicada, si tienes que dejar la lactancia por alguna enfermedad o afección, si te das cuenta de que es momento de separarte del padre de tus hijos por tu salud mental, lo mejor que puedes hacer es aceptar esa realidad, en lugar de gastar energías en sentirte culpable. Una vez que aceptas, puedes moverte de la victimización a la creatividad.

Pero esta actitud no solo pasa por aceptar que no tenemos el control absoluto del entorno, también es importante aprender a aceptar la ayuda de otros miembros de nuestra familia o amigos, así como aceptar a nuestra pareja en su rol de padre/madre sin decirle constantemente cómo debe hacer las cosas. Como hemos visto en los capítulos anteriores, las mujeres occidentales hemos sido socializadas y hemos crecido con la idea de que nadie puede cuidar a una criatura mejor que su madre, cuando resulta que los padres son seres funcionales y como tales tienen todas las habilidades necesarias para cuidar criaturas, o pueden desarrollarlas. Por lo tanto, es importante aceptar a nuestra pareja y su forma de criar (mientras no haya maltrato), y poder delegar y soltar el control. De esta manera, no nos sobrecargamos y así será más difícil, por ejemplo, que explotemos y terminemos gritando o enfadándonos y luego nos sintamos culpables por no poder controlar nuestras emociones. A veces cuesta mucho delegar porque pensamos o creemos que el otro no lo hará lo bastante bien, y eso es un error. Por otra parte, a muchísimas mujeres nos cuesta mucho pedir y aceptar ayuda porque sentimos que vamos a «molestar» a los demás o porque creemos erróneamente que aceptar ayuda significa que no somos buenas madres, o que no somos mujeres independientes y empoderadas, cuando en realidad aceptar que no podemos con todo, y que no deberíamos poder con todo, requiere una gran valentía y humildad. Además, los seres humanos dependemos los unos de los otros y hemos podido sobrevivir a lo largo del tiempo justamente por la colaboración y el apoyo entre pares. En la actualidad, hemos satanizado la dependencia, pero nos olvidamos de que, desde el primer aliento, dependemos de los demás y no hay nada de malo en ello. El problema, como ocurre con la culpa, es cuando la dependencia es excesiva y nos impide progresar o hacer frente a los problemas.

Si interiorizamos que no existe la madre perfecta y somos capaces de aceptar que en este momento maternamos lo mejor que podemos con las herramientas que tenemos, nos sentiremos más livianas y menos culpables, pues no seremos tan duras con nosotras mismas cuando nos equivoquemos, porque, sí, vamos a equivocarnos. Cuando te aceptas a ti misma sin prejuicios es mucho más probable que aceptes a los demás. Comprender la naturaleza impermanente de la maternidad nos ayuda a transitarla con menos estrés y ansiedad.

Por último, aceptar la realidad actual no significa resignarse, sino todo lo contrario: implica moverse del victimismo a la creatividad. Aceptar una situación desfavorable y que no podemos cambiar no quiere decir que nos resignemos a lo que sea, pues siempre está en nuestras manos la posibilidad de elegir cómo reaccionamos ante un acontecimiento. La aceptación significa que, en lugar de pelearnos con los aspectos de una realidad que no podemos cambiar, nos enfoquemos en los ajustes o alternativas sobre los cuales sí tenemos el control e invirtamos en ellos el tiempo y la energía. La aceptación es una elección y una actitud. Veámoslo con un ejemplo.

Marta recibe la noticia de que su fertilización in vitro no ha prosperado. Es el cuarto procedimiento al que se somete y su médico le recomienda buscar otras alternativas, ya que ve muy poco probable que mediante esta técnica ella logre su sueño de ser madre. ¿Cómo podría reaccionar Marta?

1. Resignarse a que nunca tendrá hijos.
2. Negar la realidad e ir a otra clínica a por un quinto intento, invirtiendo tiempo, dinero y energía.
3. Aceptar esta noticia, tomarse unos días para hacer el duelo y luego invertir tiempo y energía en investigar posibles alternativas, como la adopción o la donación de óvulos.

A nivel neurobiológico, una actitud de aceptación y distanciamiento cognitivo ante las experiencias emocionales provoca una disminución de la activación de la amígdala y una aceleración en su recuperación, considerándose una habilidad de regulación emocional, por lo que trabajar la aceptación no solo va a disminuir tus niveles de culpa, sino que te ayudará a mantener tus emociones bajo control.

EJERCICIO

Escribe en un post-it de color rosa aquellas situaciones relacionadas con la crianza o tu rol de madre que hayas aceptado y, debajo de cada una y de manera concreta,

---

dos estrategias que te ayudaron a hacerlo (por ejemplo, poner en pausa mi carrera, las peleas entre hermanos, tener que levantarme más temprano). En los post-it de color amarillo escribe situaciones de la crianza o de tu rol de madre que te cuesta trabajo aceptar y te generan malestar (por ejemplo, falta de tiempo personal, los gritos de mis hijos, el desorden). Luego, coloca todos los post-it en una superficie en la que puedas visualizarlos todos. Reflexiona sobre cuáles de las estrategias que te ayudaron a aceptar las situaciones rosas podrías aplicar a alguna de las que están en amarillo. Selecciona una situación y las estrategias que vas a poner en práctica para mejorar tu grado de aceptación y practícala diariamente durante dos semanas. Pasados catorce días vuelve a realizar el ejercicio y analiza si la situación elegida está ahora en las «amarillas» o sigue entre las rosas.

Tiempo: veinte minutos.
Materiales: Post-it de dos colores, bolígrafo y cuaderno.
Autora: María Gutiérrez Gómez*

* *Manual de ejercicios de psicología positiva aplicada. Ejercicios sencillos para incrementar el bienestar*, Madrid, Colegio Oficial de Psicólogos de Madrid, Huna Soluciones Gráficas, S.L. 2017.

VISUALIZACIÓN

Cierra los ojos, haz una respiración lenta y profunda e imagina que aparecen frente a ti varias pompas de jabón del tamaño de una naranja. Imagina que, dentro de cada una, colocas una palabra que designe algo que quieras soltar en relación con tu rol de madre (por ejemplo, miedo, culpa, malestar, autocrítica, exigencias). Ahora imagina que las pompas flotan a la altura de tu cara. Inhala lenta y profundamente por la nariz, exhala con fuerza por la boca e imagina que, con esa exhalación, empujas las pompas, que explotan, y, al hacerlo, quedas libre de esas emociones negativas.

AUTOCOMPASIÓN

Recuerdo que, en mi niñez, cada vez que derramaba un vaso de agua o rompía algo, mi padre me llamaba tonta. Era como si le saliera sin pensar, quizá porque a él también se lo dijeron en su momento. De adulta, y al aprender sobre crianza respetuosa, me percaté de lo importante que es diferenciar entre el comportamiento y la persona que lo tiene, por lo que, cuando mis hijos se llamaban a sí mismo tontos o estúpidos, yo los corregía: «No eres tonto, has hecho una tontería». Una tarde, mientras cocinaba, al abrir el horno se me cayó la bandeja al suelo y derramé toda la comida. Al instante exclamé: «Ana, qué tonta eres, tía», y mi hijo mayor me dijo: «No eres tonta, mami, has hecho una tontería». Esa llamada de atención me sirvió muchísimo, pues me di cuenta de que, aunque no dejaba que mis hijos se dijeran cosas negativas, yo lo hacía bastante a menudo conmigo misma. Por eso le pedí a mi marido y a mis peques que estuvieran atentos y me llamaran la atención cada vez que ocurriera eso, cada vez que dijera algo malo de mí misma, porque soy consciente de que esa forma de hablarme estaba profundamente arraigada en mi cerebro y me salía automáticamente. Este ejercicio, sumado a mi práctica de atención plena, me permitió rectificar mi diálogo interno y, cada vez que me llamaba tonta o estúpida, me decía en voz alta: «No eres tonta, no eres tonta». De esta manera fui creando nuevos mapas mentales que quitaron terreno a esa creencia arraigada y, como consecuencia, cada vez es menos frecuente que, de manera automática, me autocalifique negativamente ante un error.

Te propongo que durante la próxima semana estés particularmente atenta a tus pensamientos y a las palabras que usas para dirigirte a ti misma. Puedes pedir ayuda a tu familia para que te avisen si dices algo negativo de ti misma. Cuando esto suceda, detente, haz una respiración lenta y profunda y contradice tus palabras o pensamientos. Según Teasdale, la metacognición es la capacidad de experimentar los pensamientos, en el momento en que ocurren, como sucesos mentales, en lugar de como lecturas directas de la realidad o aspectos inherentes al yo. Esta cualidad puede desarrollarse con la práctica del mindfulness por medio de la atención a la experiencia presente y la regulación emocional. Con esta habilidad, los sujetos aprenden a monitorear la experiencia presente momento a momento y pueden distanciarse de los pensamientos y sentimientos negativos que afloran en la conciencia y de esta manera verlos como sucesos mentales, en lugar de como reflejos inmediatos de la realidad.

Este cambio en el trato que nos dispensamos a nosotras mismas es una de las maneras en las que podemos practicar la autocompasión. Cuando logramos aceptarnos como somos, con nuestros errores e imperfecciones, mostrando amabilidad para con nosotras mismas, estamos practicando la autocompasión. Pero, aunque parezca sencillo, no es nada fácil, pues hemos crecido con etiquetas y con creencias que son difíciles de resignificar. Por ejemplo, a lo largo de la historia, las mujeres hemos sido valoradas más por nuestro aspecto exterior que por nuestras capacidades cognitivas. Por este motivo nos cuesta mucho más, en general, aceptar las imperfecciones físicas, y batallamos contra el envejecimiento más que los hombres. Es muy común encontrar en las revistas o en las noticias titulares del estilo «Menganita luce un rostro terso a los cincuenta» o «Fulanita de tal atrae las miradas con su microbikini a los sesenta», cosa que no sucede de la misma manera con los hombres, sean o no famosos. Por otra parte, las madres, como hemos visto, criamos en un mundo en el que la sumatoria histórica de la construcción social de la buena madre nos lleva a fallar constantemente, pues es imposible no hacerlo, y estos supuestos fallos o errores son un caldo de cultivo para el diálogo interno que critica, en lugar del que empodera. Por eso es tan complicado aceptarse y tratarse con cariño. Cuando logramos comprender que cada célula de nuestro cuerpo nos permite estar vivas y que cada imperfección nos hace absolutamente únicas e irrepetibles, la aceptación de la imperfección es más fácil.

Pero ¿qué es la autocompasión? «¿Es sinónimo de lástima o pena?», me preguntó una tarde una paciente. Pues es todo lo contrario y, de hecho, funciona como antídoto de la lástima y la victimización. Según Kristin Neff, cuando sentimos lástima por nosotras mismas, estamos absortas en nuestros propios problemas y desconectadas del resto debido a una sobreidentificación con nuestro sufrimiento que nos impide distanciarnos de la situación y observarla de una manera más objetiva. Para esta autora, la autocompasión es una actitud de apertura y amabilidad hacia el propio sufrimiento y tiene tres componentes: amabilidad con uno mismo, en lugar de autocrítica; sentido de humanidad compartida, en lugar de aislamiento (todos los seres humanos fracasamos, sufrimos y nos equivocamos); y atención plena, en lugar de sobreidentificación, lo que implica mantener una actitud consciente y neutra ante nuestro dolor, evitando sobreidentificarnos con emociones o pensamientos dolorosos. La actitud de autocompasión disminuye la culpa y el autojuicio severo, y también suaviza la sensación de aislamiento que tan frecuentemente nos invade cuando estamos criando peques. A su vez, la actitud de aceptación que depara la práctica del mindfulness también disminuye el autojuicio. Con esta reducción de autocrítica y autocondena, que deja espacio a la amabilidad y el autocuidado, aminoramos el impacto de las emociones negativas. La autocompasión podría entenderse como una estrategia de regulación emocional debido a que los sentimientos dolorosos no se evitan, sino que se sostienen en la conciencia desde una actitud de amabilidad y comprensión, así como un sentido de humanidad compartida que transforma las emociones negativas en estados emocionales más positivos.

EJERCICIO ¿QUÉ LE DIRÍAS?

Lee las siguientes situaciones. Imagina que cada una de ellas les sucede a madres de tu entorno que aprecias mucho (amigas, hermanas, primas) y luego escribe que le dirías a cada una en cada situación.

---

a) Tu mejor amiga te cuenta que se siente culpable porque ayer le dio migraña cuando se encontraba sola con sus tres hijos y los dejó viendo dibujos toda la tarde porque no soportaba el dolor de cabeza.

_____

_____

b) Tu hermana te llama llorando y te cuenta que se siente la peor madre del mundo porque su peque de dos años está a tope con las pataletas y ayer, como a la quinta rabieta, le gritó muy fuerte y el peque no paraba de llorar.

_____

_____

c) Tu prima favorita te envía un mensaje pidiéndote tu opinión. Te cuenta que tiene planeada una cena con sus amigas que no ve hace casi un año, pero que está pensando en cancelarla porque se siente culpable de dejar a su bebé con su padre mientras ella lo pasa bien con sus amigas.

_____

_____

Ahora que ya has completado estas tres situaciones quiero que pienses: ¿Qué te dirías a ti misma en cada uno de los ejemplos anteriores? ¿Te dirías lo mismo que a tus seres queridos o algo diferente? Si no te dijeras lo mismo, ¿por qué no lo harías? Tratar a los demás como nos gustaría que nos tratasen es fundamental para vivir en paz y armonía, pero igual de importante es tratarnos a nosotras mismas como tratamos a los demás.

Cuando nuestros peques o nuestros seres queridos cometen un error y nos piden disculpas, sentimos empatía y compasión por ellos, queremos ayudarlos a que cese ese sufrimiento y, en general, los perdonamos. Pero cuando somos nosotras las que sentimos culpa por algo que hemos hecho mal en relación con nuestro rol de madre, en lugar de perdonarnos y abrazarnos, nos tiramos abajo. No te imaginas la cantidad de mensajes que recibo de mujeres que creen que son malas madres, o incluso las peores madres del mundo, por errores por los que a la mayoría de los padres varones no se les movería ni un pelo. Cuando otras madres expresan su sentir y se autoflagelan, sentimos pena por ellas, pero cuando las que lo hacemos somos nosotras, no hay pena sino castigo.

«Es muy bonito todo lo que me dices y sé que necesito tiempo para mí, para cuidarme, meditar, desconectar, pero, con toda la lista de cosas pendientes que tengo entre la casa y el trabajo, no me alcanzan las horas del día», me comentaba una paciente. Y ese es quizá el gran problema con la autocompasión: que, para la mayoría de las familias, encontrar tiempo para practicarla es muy difícil. Y, claro, como vimos cuando analizamos la construcción del rol de la buena madre en la posmodernidad, en la actualidad, las madres tenemos más demandas que satisfacer que nunca antes en la historia de la humanidad, demasiados frentes abiertos. Siempre hay alguien que nos necesita. Sin embargo, invertir tiempo en aprender a tratarte con amor, con paciencia, con amabilidad, de la misma forma que tratas a tus hijos, es muy importante. Criar hijos es, por momentos, una carrera de obstáculos, y vamos a meter la pata un millón de veces y no existe manual de crianza que lo evite. Por eso, estar entrenadas en la autocompasión nos va a ser de mucha ayuda para no dejar que se cuelen la culpa y la frustración cuando esos errores se manifiesten. Lo bueno es que podemos practicar la autocompasión mediante ejercicios cortos, visualizaciones, meditaciones cortas y episodios de la vida cotidiana, como el ejemplo que vimos de la corrección de mi diálogo interno. En este sentido, un estudio piloto evaluó si, mediante meditaciones estructuradas de menos de diez minutos de duración, podía mejorar la compasión en un grupo de enfermeras del área de oncología. Los resultados demostraron un aumento del bienestar, mediado por la reducción del estrés y el desarrollo de la autocompasión.

De acuerdo con una revisión sistemática de la bibliografía científica disponible, cuanto más autocompasión, menos estrés, ansiedad y síntomas depresivos. Por si esto fuera poco, las personas que adoptan esta actitud autocompasiva son más optimistas, resilientes, creativas, felices, agradecidas, curiosas y creativas, están más satisfechas con su vida en general y poseen estilos de afrontamiento más positivo cuando atraviesan situaciones dolorosas, manifestando una visión del sufrimiento más equilibrada que les permite comprender de forma más objetiva las situaciones negativas de la vida.

La práctica de la autocompasión no solo es buena para nosotras, también lo es para nuestros hijos, porque, al reducir los niveles de estrés parental, la probabilidad de que terminemos explotando disminuye considerablemente. Además, al tratarnos con amabilidad seremos modelos para nuestros hijos. Un niño que ve a sus padres responder con autocompasión puede aprender a responder de la misma manera a través del aprendizaje por observación.

Por estos motivos, ser autocompasiva y perdonarse a una misma son acciones beneficiosas para todo el grupo familiar. No te sientas egoísta o egocéntrica por cuidarte para cuidar. Si nos tratamos con amor y nos aceptamos humanas, será menos probable que sintamos culpa constantemente por nuestro rol de madres. De hecho, una investigación encontró que la autocompasión ofrece a las madres una forma positiva de afrontar la culpa que sienten por invertir tiempo en cuidarse.

La autocompasión también puede ayudar a disminuir los niveles de estrés en las madres. En un estudio australiano, realizado por Mitchell y colaboradores, se les ofreció a las madres una serie de recursos y ejercicios de autocompasión, y las madres que aplicaron estos recursos informaron, al cabo de un mes, que se sentían más autocompasivas y menos estresadas que las que no habían hecho los ejercicios.

Mariela había pasado todo el día con su peque, que estaba enfermito y no paraba de llorar. Era uno de «esos días» de quejas continuas, de que nada le venía bien, de gritos y llantos. En esos momentos, muchas madres tienden a llenarse de pensamientos negativos del tipo de «cómo no voy a poder calmar a mi propio hijo», «seguro que llora porque no me quiere», y a quedarse atascadas con ese diálogo interno inquisidor toda la tarde. Pero Mariela, que ha hecho años de terapia y es practicante de yoga y meditación, puede reconocer estos pensamientos intrusivos en cuanto llegan a su mente (el que más rápido aparece es «no tengo madera para ser madre, no debería haber tenido hijos»). Por eso, cuando la invaden estas críticas feroces, se detiene un instante, conecta con su respiración y analiza la situación en su cabeza: «No, Mariela, ese pensamiento sobre ti misma es muy negativo y no es real. El cansancio y el agobio están hablando por ti, has estado toda la noche despierta y tu criatura está enferma. Es normal que llore y se queje. Llama a tu pareja para que trate de llegar más temprano a casa. Así descansas y sales un rato a tomar el aire».

No es que Mariela sea una supermadre o que genéticamente venga dotada con la habilidad de detener estos pensamientos negativos. Lo que sucede es que las madres que practican la autocompasión parecen mejorar su capacidad para responder adaptativamente a los disparadores emocionales y, al mismo tiempo, controlar las respuestas automáticas y disminuir pensamientos y comportamientos sobreaprendidos y arraigados. De esta manera, son capaces de responder a los retos de la crianza de manera más sensible y resistente.

¿Te das cuenta de los beneficios inmensos que tiene el solo hecho de tratarte con cariño y aceptarte humana y falible? Suelta el control y quiérete, porque en esta vida eres la única persona que estará contigo desde el día de tu nacimiento hasta el día de tu muerte. Quiérete para enseñarles a tus hijos con el ejemplo a aceptar sus errores y no dejarse arrastrar por las críticas externas, pero, sobre todo, quiérete porque hoy es el primer día del resto de tu vida, y si hoy no te quieres y no te cuidas, es un día perdido.

Es cierto que los padres educamos más con el ejemplo que con las palabras. Nuestros hijos hacen y replican lo que ven, no lo que escuchan. Sin embargo, últimamente he visto mucho en las redes sociales que cada problema, error o pataleta de nuestros hijos se asocia de manera directa a nosotras las madres con frases como «tu hijo es tu espejo» o «refleja lo malo de ti», entre otras. Si bien creo que nuestro humor o nuestro estrés puede contagiarse, por así decirlo, a nuestros hijos, la sola idea de que todo lo negativo que pase en el hogar tenga que ver con algo que las madres hacemos mal, me parece no solo catastrófica, sino también precursora de culpa materna. Parece que el reflejo solo somos las madres, porque de los padres poco se habla... Lo que quiero decir es que lo cojas con pinzas, que no todo es culpa tuya. Si tu hijo tiene un día malo, no le des muchas vueltas: todos podemos tener un día malo, todos nos enfadamos. Aun así, como madres, tenemos esa percepción extrasensorial para identificar cuándo nuestros críos están atravesando un momento complicado, por lo que, si ese día malo se alarga en el tiempo, debes tratar de indagar las razones de fondo, lo cual no significa que tú vayas a tener la culpa.

PRÁCTICA

Meditación *mettā* o del amor benevolente

El fin de practicar está meditación es promover y generar un estado mental positivo a través de actitudes sublimes o *brahmaviharas* como el amor bondadoso o benevolente (*mettā*), la compasión (*karuna*), la alegría empática (*mudita*), y la ecuanimidad (*upekkha*).

Nos sentamos en una posición cómoda, con los

---

pies tocando el suelo, la espalda y el cuello erguidos, pero sin tensiones, como si un hilo nos sostuviera desde la punta de la cabeza hasta el coxis. Cerramos los ojos y los mantenemos así durante toda la meditación. Inspiramos profundamente por la nariz, exhalamos también por la nariz. Inspira y espira. Inspira y espira. Ahora vamos a visualizar a nuestros hijos, de pie frente a nosotras, sonrientes, felices, enviándonos mucho amor, deseándonos felicidad y plenitud. Sentimos todo ese amor que viene de nuestros hijos. A continuación nos imaginamos a alguien a quien amemos mucho, que puede ser alguien cercano, alguien que ya ha fallecido... Vemos que se sitúa al lado de nuestros hijos y nos envía su amor, nos desea prosperidad, felicidad y paz. Sentimos ese amor recorriendo todo nuestro cuerpo como una energía que sana, que cura, que fortalece. Ahora imaginamos que estamos rodeadas de todos nuestros seres queridos, que forman un círculo a nuestro alrededor y se toman de las manos, sonrientes, felices, plenos. Todos irradian una luz de paz y armonía. El círculo es inmenso, allí están todos nuestros amigos y familiares del pasado y del presente, nuestros hijos, nuestra pareja. Podemos sentir este amor como rayos de energía que atraviesan nuestro cuerpo y llegan a todos sus rincones, calmando nuestros miedos y preocupaciones. Ahora, colmadas de amor y buenos deseos, imaginamos a otras madres, amigas o simplemente conocidas, por las que sentimos afecto. Estas madres son tu reflejo y, al igual que tú, desean ser amadas y contenidas. Imaginamos que en el centro del pecho se nos forma una bola de luz, hermosa, brillante y llena de amor, y nuestros buenos deseos viajan desde allí en forma de rayos de energía y abrazan a cada una de estas madres. Les decimos:

Deseo que seáis felices.
Deseo que viváis una vida llena de paz.
Deseo que estéis libres de sufrimiento.

Y repetimos:
Deseo que seáis felices.
Deseo que viváis una vida llena de paz.
Deseo que estéis libres de sufrimiento.

Ahora, imaginamos a otras madres, madres que no conocemos tanto, con las que no tenemos lazos de amistad, madres que quizá no crían de la misma manera que tú, pero que tal vez también se sientan solas, confundidas, temerosas, culpables. Estas madres desean ser amadas y contenidas, desean tener una vida pacífica, desean lo mejor para sus hijos, al igual que tú. Imaginamos que la bola de luz llena de amor y buenos deseos se transforma en rayos de energía que viajan y abrazan a cada una de estas madres entregándoles el amor que hemos recibido. A ellas también les enviamos buenos deseos:

Deseo que seáis felices.
Deseo que viváis una vida llena de paz.
Deseo que estéis libres de sufrimiento.

Y repetimos:
Deseo que seáis felices.
Deseo que viváis una vida llena de paz.
Deseo que estéis libres de sufrimiento.

A continuación imaginamos a madres de todo el mundo, como lucecitas que iluminan el globo, madres que nunca hemos visto. Madres de todos los continentes, todos los estratos socioeconómicos, todas las religiones y razas. Madres que están viviendo una guerra, que se encuentran solas, madres que tienen a sus hijos enfermos o que no pueden verlos. Estas madres desean ser amadas y contenidas, desean tener una vida pacífica, desean lo mejor para sus hijos, al igual que tú. Imaginamos que la bola de luz llena de amor y buenos deseos se transforma en rayos de energía que viajan y abrazan a cada una de estas madres entregándoles el amor que hemos recibido. A ellas también les enviamos buenos deseos:

Deseo que seáis felices.
Deseo que viváis una vida llena de paz.
Deseo que estéis libres de sufrimiento.

Y repetimos:
Deseo que seáis felices.
Deseo que viváis una vida llena de paz.
Deseo que estéis libres de sufrimiento.

Ahora inspira profundamente y exhala lentamente. Vuelve a inspirar profundamente y exhala. A continuación dirige la atención a los sentimientos que afloran después de realizar esta meditación y a las sensaciones que se han generado en nuestro cuerpo. Comienza a mover las manos y los pies lentamente, y cuando te sientas lista abre los ojos.*

* El ejercicio está inspirado en «A Gift of Loving Kindness Meditation», de la doctora Emma Seppala, perteneciente al Centro para la investigación y la educación de la compasión y el altruismo, Escuela de Medicina, Universidad de Stanford, California, EE.UU.

EJERCICIO: NOTAS EMPODERADORAS

Vamos a dejarles mensajes a nuestros peques a través de post-it en su almuerzo durante una semana. Mensajes como «Eres especial», «Que tengas un buen día», «Vas a lograrlo». Pero también vamos a dejarnos mensajes a nosotras mismas. Los pegaremos en algún espejo o en la puerta, mensajes del tipo: «Tú puedes con esto», «Hoy no es para siempre». Si escribes estas palabras a mano, el efecto positivo es mucho mayor que si las imprimes.

LA MATERNIDAD SUFICIENTEMENTE BUENA: ME ACEPTO COMO UNA MADRE SUFICIENTEMENTE BUENA

La teoría de la «madre suficientemente buena» fue acuñada por el pediatra y psicoanalista Donald Winnicott en 1953. Para este autor, ningún niño necesita tener una madre perfecta y, de hecho, el perfeccionismo puede ser cruel y contraproducente. Lo que todos necesitan es una madre que, ante todo, tenga buenas intenciones y ame incondicionalmente a sus hijos, pero que también a veces se permita ser un poco gruñona o malhumorada.

Según la teoría de Winnicott, una madre suficientemente buena se adapta en un principio casi por completo a las necesidades del bebé, pero, con el paso del tiempo y de manera paulatina, las deja de satisfacer absolutamente todas. De esta manera, el fracaso de la madre para adaptarse a todas las necesidades del niño le ayudará a este último a adaptarse a las realidades externas del mundo que lo rodea.

Es importante destacar que ser suficientemente buena no es sinónimo de mediocridad. Se trata más bien de intentar ser la mejor versión de madre que se pueda ser en cada momento, con las herramientas que tenemos, las limitaciones que arrastramos y el peso que cargamos en nuestras mochilas. En este sentido y según Ratnapalan y Batty, el enfoque suficientemente bueno lo que pretende es que, en lugar de aspirar a una ilusión de perfección y actuar en pos de ella, nos enfoquemos en impulsar la mejora continua, elevando progresivamente nuestros estándares.

Al tratarse de una teoría psicoanalítica, tiene contenidos muy densos para los fines de este libro y no me parece oportuno profundizar más. De todas formas, sí querría destacar que, aunque algunas de las aportaciones de esta teoría me parecen muy valiosas (sobre todo para la época en que se desarrolló) y pueden extrapolarse a muchas áreas de la vida y profesiones (al igual que cualquier teoría, por otra parte) he detectado en ella algunos aspectos negativos o limitaciones. En primer lugar, el hecho de que, una vez más, es un hombre el que nos dice a las mujeres cómo debe ser una madre «suficientemente buena» y, curiosamente, no les dice a sus congéneres cómo ser padres «suficientemente buenos». Por otra parte, el autor se centra casi de manera exclusiva en las madres como las únicas o principales cuidadoras de los hijos, minimizando o negando la importancia que tienen otros cuidadores y figuras de apego como el padre, los abuelos u otros parientes cercanos, y desvirtuando así la complejidad de las relaciones de apego durante la primera infancia. Esta mirada podría llevar a muchas madres a adoptar una maternidad intensiva o a creer que son las únicas responsables y capacitadas para satisfacer las necesidades de un bebé, con lo que se estarían potenciando y perpetuando estereotipos de género arcaicos.

No menos importante es el hecho de que existen madres que, por motivos laborales o de otra índole, tienen que delegar el cuidado de los hijos desde que son muy pequeños en otros cuidadores, y no pueden cumplir los requisitos de la madre «suficientemente buena» según la mirada de Winnicott. Estas madres podrían desarrollar culpa o ansiedad al no llegar a satisfacer dichos estándares, que no tienen en cuenta la diversidad de las realidades y experiencias maternas.

Por estos motivos y para los fines de este libro, me gustaría desarrollar una mirada 2.0 del concepto de la «madre suficientemente buena», quedándome solo con aspectos de ella que me parece importante incorporar como recurso en nuestro proceso de alquimia materna.

Hemos visto en este libro que a lo largo de la historia a las madres se nos ha polarizado y separado en dicotomías: la buena madre y la mala madre, la madre que trabaja y la que cría, la madre perfecta y la imperfecta. Y quiero detenerme aquí en la madre «imperfecta», porque creo que es una palabra que puede seguir perpetuando ideales obsoletos de maternidad. Yo la he usado muchas veces y no le había dado el peso que merece. Cuando nos asumimos como imperfectas, estamos connotando que, en el otro extremo de la dicotomía, hay una madre perfecta como las que nos han intentado vender desde los medios de comunicación. De esta manera, lo que nos estamos diciendo internamente es que, como no podemos ser como ellas, entonces simplemente vamos a sentirnos bien siendo imperfectas, cuando en realidad esa perfección es ficticia y, al aceptarla, perpetuamos esas construcciones irreales y nefastas de la maternidad. Perfecto significa sin fallo alguno, y ya por el solo hecho de ser humanas, somos imperfectas *per se*. Por eso es tan importante cambiar nuestro discurso y movernos de la madre imperfecta a la madre humana lo suficientemente buena. Además, aunque desde la mirada materna nuestros hijos sean «perfectos», desde la objetividad no lo son y no deberían serlo. Por tanto, ninguna relación entre humanos imperfectos puede ser perfecta. Por otro lado, ser «buena madre» ¿según quién? ¿Según lo que te diga tu propia madre? ¿Tu pareja? ¿Los psicólogos? Es hora de que seamos nosotras mismas, las madres como colectivo, quienes definamos lo que implica ser buena madre, porque seguramente este ejercicio nos devolverá la humanidad que hemos perdido ante la falacia de la maternidad omnipresente, todopoderosa y perfecta. Comprender que si eres un buen ser humano serás, por defecto, una buena madre debería ser suficiente requisito.

Estas polaridades lo único que hacen es separarnos como colectivo, distanciarnos. Nos ponen en lados opuestos de una experiencia que tiene más similitudes que diferencias. ¿No te parece que ya es hora de que todas adoptemos la maternidad suficientemente buena? De verdad que hasta la fecha no conozco a una sola madre que nunca haya cometido algún error.

Resulta curioso que en algunas áreas de nuestra vida nos permitimos ser lo suficientemente buenas, pero en la maternidad es muy poco probable. A veces aceptar ser suficientemente buena es mucho mejor que intentar ser perfecta y no llegar.

Una vez mi hijo se cayó de la cama cuando era bebé. En un principio sentí un miedo terrible y corrí a urgencias. Pero luego ese miedo se transformó en culpa: «Qué clase de madre permitiría que su bebé se golpease la cabeza», «cómo puede ser que me haya descuidado unos segundos»... El bebé se cayó de la cama en un momento en que yo me di la vuelta para estornudar y mi atención se desvió unos segundos. En ningún momento me planteé que, si no hubiera estado tan sola, quizá no habría ocurrido nada. Estos son los parámetros con los que maternamos. Sin embargo, al compartir lo que me sucedió en blogs de maternidad, me di cuenta de que a casi todas las madres les había pasado algo similar y, de hecho, me volvió a suceder con mi segunda hija. Por supuesto que pasan estas cosas: la maternidad es una de las labores más intensas y exigentes que podamos experimentar en nuestra vida, por lo cual es imposible transitar sin cometer ningún error. Desde la perspectiva de la madre perfecta, la culpa por un hecho similar duraría semanas o meses o años. Desde la perspectiva de la madre suficientemente buena solo sería un mal trago, una culpa de unos instantes que nos servirá para ser más cuidadosas en el futuro, o una llamada de atención para buscar más apoyo, pero sin provocarnos sufrimiento a largo plazo o autoflagelación.

Además de todo lo dicho, aspirar a ser una madre perfecta va a implicar ineludiblemente que descuidemos nuestras propias necesidades, que seamos negligentes con nosotras mismas. Esa no es la imagen que quiero que mis hijos construyan de mí o de la crianza. No quiero que crezcan creyendo que el amor de una madre implica descuido de la propia persona, agotamiento, deterioro de la salud física y mental. No quiero que crezcan creyendo que cuidar de uno mismo y poner límites en las relaciones interpersonales nos hace «egoístas». ¿Qué clase de mensaje es ese? ¿Qué esperamos que repliquen en sus futuras relaciones?

Porque la realidad pura y dura es que habrá ocasiones en las que se les dará comida basura, habrá algún día en el que no tendrás ganas de jugar, habrá momentos en los que te enfades y pegues un grito, habrá un día en el que tu bebé llorará unos minutos hasta que llegues a cogerlo porque estás haciendo algo que no puedes cortar al instante, habrá un día en el que te encuentres sola con migraña y dejarás a tus peques varias horas delante de una pantalla si no tienes a nadie que pueda venir a echarte una mano... Y todas esas situaciones serán también un aprendizaje para tus peques, porque los ayudarán a saber cómo gestionar la frustración, a esperar, a comprender que mamá es humanamente incapaz de satisfacer en todo momento todas las necesidades. Y es que nuestros hijos saldrán más pronto que tarde al mundo y les tocará esperar, ser pacientes, intentar resolver los conflictos con la propia iniciativa y respetar normas de convivencia y otras cosas que no podrán hacer. Si queremos que nuestros hijos sean en el futuro adultos independientes, pero satisfacemos todas sus necesidades y, además, en el acto, será muy complicado para ellos en el futuro. Desde una mirada más cariñosa y compasiva, lo importante en tu maternidad es que existan momentos de juego, que no abusemos de las pantallas, que no uses la comida basura como chantaje, que si te equivocas puedas pedir perdón y reparar: todo ello es más importante que aspirar a ser «la madre perfecta».

De todas formas, he visto en la consulta que a muchas madres realmente les cuesta horrores poder desarraigarse de esa perfección y de la exigencia extrema. En muchos casos, el origen es una herida de la infancia que proviene de que solo se sentían amadas cuando hacían las cosas «bien»; en otros casos, el origen es una sobreexigencia de sus propios padres para que destacaran y pudieran tener más oportunidades de las que ellos tuvieron; en otros casos es la creencia inflexible de que las mujeres independientes son las que pueden con todo. Por este motivo es tan importante hacer el trabajo previo de reconocer todo aquello que limita nuestro florecer, todo lo que nos impide hacer la alquimia.

Por supuesto, no es lo mismo pretender que un bebé de meses aprenda a ser independiente que si se trata de un niño de cuatro años o una niña de siete años. Los bebés dependen completamente de sus figuras de apego, no pueden satisfacer sus propias necesidades: no pueden comer por sí mismos, ni moverse, ni hablar, ni gestionar sus emociones, por lo cual hay que hacer aquí un paréntesis. Cuando son muy pequeños, los cuidadores debemos adaptarnos a las necesidades y constantes demandas de las criaturas, eso es una realidad y es muy importante que así sea para que la criatura desarrolle un apego seguro con sus figuras de referencia y pueda poco a poco adquirir habilidades que le permitan ser más independiente y gestionar sus emociones. El problema es cuando asumimos que somos las madres las únicas que tenemos la capacidad de hacerlo. Si bien es un hecho biológico que las mujeres en general tenemos una predisposición y sensibilidad especial para cuidar de nuestros bebés determinada por cambios neurobiológicos durante el embarazo, parto y posparto esto no debe usarse como excusa para que otros cuidadores (como el padre) se desentiendan a la hora de satisfacer las demandas de los más pequeños. Tampoco significa que, necesariamente, todas las madres deban ser las principales cuidadoras de su prole o que los hombres tengan algún tipo de impedimento que cercene su capacidad para desarrollar un papel protagónico en la crianza de sus hijos. Las tendencias no son sentencias y, de hecho, está comprobado científicamente que son muchas las variables que influyen en el desarrollo de un apego seguro en la primera infancia, como la disponibilidad y sensibilidad del cuidador y la calidad de las interacciones, pero el sexo biológico no está incluido en estas variables. Asimismo, los niños son capaces de establecer vínculos de apego seguro y saludables con varios cuidadores, no solo con su madre. En el cuerpo teórico actual, también se ha demostrado que los hombres pueden ser cuidadores igualmente efectivos que las mujeres, por lo que la excusa para una crianza no compartida basada solo en diferencias o tendencias biológicas es una falacia.

En definitiva, es mucho más complicado sentirse suficientemente buena si en tu mente crees que solo tú tienes la capacidad de maternar y que deberías satisfacer las necesidades de tu bebé todo el tiempo, o que porque tienes pechos es lo que te toca. Muchas veces se usan excusas del tipo de «es que te prefiere a ti», «es que solo lo calma la teta», para tapar el hecho de que en la otra parte no hay ni ganas ni dedicación suficiente para desarrollar un vínculo seguro.

Según mi visión, una madre suficientemente buena es la que:

1. Ama a sus hijos incondicionalmente y, aun así, muchas veces echa de menos su vida de antes.
2. Agradece estar presente en la vida de sus hijos y, a la vez, desea poder estar un rato sin ellos.
3. Disfruta de muchos aspectos de la crianza, pero otros le parecen absolutamente aburridos o complicados.
4. Acepta que no debe ni puede llegar a todo sola.
5. Sabe delegar, decir «no» y decir «basta».
6. De cinco veces que sus hijos le piden jugar el mismo día, accede la mitad de las veces y, si un día dice cinco veces que no, trata de compensarlo al día siguiente o le sugiere al peque que juegue con otras figuras de apego.
7. Puede resolver con calma los conflictos o dis-

cusiones con sus hijos en muchas ocasiones, pero a veces le gana el enfado y levanta la voz o se agobia.

8. Se permite recurrir un rato a las pantallas para poder comer tranquila o descansar, aunque sean quince minutos, sin sentirse culpable por ello.

9. Se permite (cuando se siente lista) dejar a sus peques al cuidado de otras figuras de apego para salir con sus amigas, ir a ver una película o a un concierto, sin sentirse culpable por ello.

10. Responde a la mayoría de las necesidades y demandas de sus hijos, pero no siempre.

La madre suficientemente buena es también la que puede reconocer sus errores y pedir perdón por ellos, intentando repararlos. Este aspecto es muy importante, como hemos visto en el apartado del perdón. Las madres suficientemente buenas somos las madres de los «a veces» y los «algunos días», las que negamos categóricamente el «siempre» y el «nunca».

Una maternidad en la que haya espacio para la salud mental materna solo puede ser una maternidad suficientemente buena, pues la maternidad perfecta vivida en solitario y que no delega es un vuelo directo, sin escalas ni reembolso, hacia el agotamiento físico y emocional, el estrés, la culpa y la ansiedad. La maternidad saludable es la que valora y contempla el tiempo y el espacio necesarios para satisfacer las necesidades físicas, sociales, emocionales y espirituales de las madres.

Me gustaría que ahora hagas tres respiraciones conscientes (inhalo por la nariz en 4 y exhalo por la nariz en 4) y, una vez conectada con el aquí y ahora, observes si después de haber leído estas palabras te sientes lista para adoptar en ti a la madre suficientemente buena. Si la respuesta es positiva, te pido que rellenes dos columnas como explico a continuación: en la izquierda haz una lista de cinco cualidades que sientas que debería tener una madre suficientemente buena. En la columna de la derecha, haz una lista de aquellas cosas que estás dispuesta a soltar para poder llegar a serlo (por ejemplo, soltar el control, el perfeccionismo, etc.).

En retrospectiva siento que, cuando escribí mi primer libro sobre crianza respetuosa, fui demasiado dura con las madres en algunas partes del contenido, pues lo escribí desde la perspectiva poco objetiva de mi realidad particular y reconozco que ciertas partes de la obra podrían ser catalizadoras de culpa o de rasgos de maternidad intensiva. Me di cuenta de este error cuando empecé a pasar consulta como coach de madres. La diversidad y variedad de realidades e historias de vida me movilizó, cambió algo en mí, me hizo entender que la crianza niñocéntrica es maravillosa, pero que no está al alcance de todas las familias en el mundo en el que vivimos. Me di cuenta de que los parámetros con los que se juzga la maternidad no solo son demasiado exigentes y poco realistas, sino que son excluyentes del crisol de realidades. Bajo ningún concepto estoy avalando con esto que digo la negligencia o los malos tratos a las criaturas: las madres y los padres somos adultos y responsables del bienestar psicológico de nuestros peques (ambos, no solo las madres).

Y aprovecho estas palabras para atreverme a darte un consejo: si la maternidad se te está haciendo cuesta arriba, si con tu pareja no estás atravesando un buen momento, sed responsables y no os dejéis llevar por las presiones sociales para darle «un hermanito» a tu criatura o hagáis caso de la creencia colectiva irreal de que «otro hijo os va a unir más», porque eso no va a suceder. Si no podéis con uno, menos vais a poder con dos. Si en este momento, la realidad no está en consonancia con vuestros deseos, sed responsables en la planificación de vuestra familia.

En definitiva, y regresando a la madre suficientemente buena, la reflexión es justamente esa: aceptarte como suficientemente buena para que de esta manera tus hijos aprendan a ser suficientemente buenos y no perfectos, y así nuestras hijas puedan maternar con menos culpa si deciden ser madres. Espero que después de haber leído estas páginas hayas podido hacer las paces contigo misma y soltar las expectativas de la maternidad perfecta y de la buena madre.

Las mamás ovejas negras somos madres humanas y suficientemente buenas, no somos ni imperfectas ni malas madres, simplemente somos. Para poder liberarte de la culpa opresora y patológica es necesario soltar a la madre perfecta, transformarla.

La gurú de tu crianza eres tú

«Ojalá algún día pueda hacerlo tan bien como tú», me dice la seguidora que no imagina que hace media hora estaba llorando en el baño porque estoy agotada de ser árbitro de mis hijos y de las eternas negociaciones.

«Ojalá tuviera tu paciencia», me dice la seguidora que no sabe que anoche dejé a mi marido a cargo de los críos en medio de la hora de ir a dormir, cogí el coche y me fui a aparcar a la esquina para escaparme de los gritos de mi hija porque simplemente mi paciencia estaba en cero.

«Ojalá fuera una mamá tan presente como tú», me dice la seguidora que no sabe que estar presente plenamente ha sido un gran reto para mí y que no siempre tengo ganas de estar. A veces quisiera estar solo conmigo misma, en la quietud, en el silencio sepulcral.

Ninguna madre que esté realmente presente e involucrada en la vida de sus hijos lo hará siempre bien ni estará siempre disponible, eso es imposible. Ni yo, ni la gurú de crianza de la TV, ni la mamá de Instagram que parece tenerlo todo bajo control, ni la que escribió tal libro best seller, ni la psicóloga galardonada, nadie.

Si las madres, en lugar de compararnos con otras madres, nos comparásemos con otros padres, nos sentiríamos mucho más seguras y conformes con nuestro rol, porque las exigencias para con la paternidad son mucho menores. Los hombres, en general, deben proveer financieramente, abrir una que otra tapa de un frasco, cambiar las llantas del coche y ser figuras de autoridad. Las mujeres debemos consolar, acunar, validar, limpiar, ordenar, planificar, sostener, organizar, prever, acompañar, postergar, tener buen aspecto, sentirnos bien, estar siempre con una sonrisa en la cara...

Y lo que pretendo transmitirte es que no solo lo estamos haciendo bien, lo estamos haciendo casi todo solas, lo estamos haciendo casi todo a ciegas, lo estamos haciendo casi todo por pura intuición, libres de egoísmo y repletas de amor. ¿No te parece que eso es suficiente? A mí sí.

A las emociones negativas hay que darles la batalla con emociones positivas y una de las más poderosas es la gratitud.

GRATITUD

La gratitud convierte la negación en aceptación, el caos en orden, la confusión en claridad. Puede convertir una comida en un festín, una casa en un hogar, un extraño en un amigo.

MELODY BEATTIE

La culpa es una emoción negativa y una de las maneras de combatir las emociones negativas cuando son excesivas, no cumplen una función adaptativa o están provocando malestar es potenciar las emociones positivas. A más cantidad de emociones positivas, menos espacio para las negativas. Es por eso por lo que las positivas debemos practicarlas intencionalmente. El mindfulness nos predispone a desarrollarlas.

Como vimos en el primer capítulo, el amor es la emoción positiva más importante para las madres. Sin embargo, como decía Andrés Calamaro, «no se puede vivir del amor», necesitamos de otras emociones para transformar la culpa en gozo, en bienestar.

En este aspecto, la emoción positiva por excelencia para combatir el exceso de afecto negativo, y que está presente en la mayoría de los programas para potenciar el afecto positivo —me refiero a un estado emocional en un determinado momento—, la salud mental y la felicidad de las personas, es la gratitud. El equipo de Wood fue el primero en hacer un análisis sistemático para determinar la eficacia de las intervenciones de gratitud en el bienestar psicológico. El metaanálisis incluyó doce estudios y concluyó que la gratitud mejora significativamente el bienestar psicológico.

Por su parte, Tala, en su metaanálisis sobre los efectos de la gratitud, encontró que dicha emoción ha sido asociada con innumerables beneficios no solo físicos (mejor funcionamiento cardiovascular, mejor calidad de sueño y disminución de la presión arterial), sino también psicológicos, como mayor satisfacción con la vida, menores nivel de estrés y ansiedad y mayores niveles de afecto positivo.

Asimismo, y en relación con las intervenciones basadas particularmente en la expresión de gratitud hacia los demás, un estudio sistemático analizó los resultados de veinticinco ensayos controlados aleatorios con 6.745 participantes y halló que dichas intervenciones tuvieron un efecto significativo en el bienestar psicológico.

Teniendo en cuenta toda está evidencia científica, me parece muy oportuno ofrecer a través de este libro una serie de ejercicios sencillos y potentes para que puedas sacarle el jugo a esta emoción, no solo para combatir la culpa, sino también para contrarrestar el efecto de las emociones negativas asociadas a la maternidad.

Pero ¿qué es la gratitud?

Hay muchas definiciones de gratitud en la filosofía, la religión, la ética o la psicología, pero, para los fines de este libro, voy a enfocarme en una descripción más holística. Desde esta perspectiva, la gratitud es un estado general de apreciación y agradecimiento por aquellos beneficios personales que las personas perciben que han recibido de los demás. Esta definición trasciende la idea de «recibir algo de alguien» y permite un significado más inclusivo; por ejemplo, se puede estar agradecido por experiencias como estar vivo, tener la posibilidad de viajar, tener salud, etc.

Lo fantástico de la gratitud es que siempre, pero siempre, hay algo por agradecer. Tan solo despertarte por la mañana y tener la oportunidad de vivir un nuevo día en compañía de tus seres amados es suficiente para estar agradecido. Tan solo disponer de un plato de comida, un techo cuando llueve y salud es más de lo que mucha gente tiene. Aun en momentos de enfermedad o de duelo, hay algo que agradecer. La clave es poner el foco en la mitad del vaso lleno. Por otra parte, cultivar este estado será un catalizador para que nuestros hijos incorporen este recurso psicológico en sus vidas desde muy pequeños y aprendan a darle valor a muchas cosas que muchas veces damos por sentadas.

El verdadero milagro no es caminar sobre el agua o caminar en el aire, sino simplemente caminar sobre esta tierra.

THICH NHAT HANH

Recuerdo que, en mi último año de bachiller, mi escuela organizó un viaje a Santiago de Chile para asistir al primer encuentro continental de jóvenes en el cual estaría el papa Juan Pablo II. Las monjas organizaron el alojamiento en parejas con familias chilenas de otras escuelas de la misma congregación. La verdad es que, como adolescente, no estaba tan interesada en ir a ver al papa como en conocer a todos aquellos chicos de toda América que sabíamos que iban a asistir al acontecimiento. La familia que nos tocó a mi amiga Victoria y a mí, vivía en la comuna de Peñalolén. Era la primera vez en mi vida que viajaba al extranjero y tenía muchas ganas de saber cómo sería el trato con gente que no conocía. La casa era muy humilde, las calles de tierra, el techo de chapa. La familia que nos acogió era un encanto, buenos, cariñosos, atentos, la verdad es que me sentí como si nos conociéramos de toda la vida. Fue una experiencia maravillosa. Pero nunca me olvidaré del momento en que fui a ducharme y me di cuenta de que en ese hogar no había agua caliente. Además, debían ser muy estrictos con el uso de agua potable en general. Era la primera vez en mi vida que podía ver más allá de mis narices y, aunque crecí en una familia de clase media a la que las crisis azotaron más de una vez, nunca me faltó el agua caliente. Ese día aprendí un montón y pude empezar a agradecer muchas cosas que siempre había asumido como normales. Por eso me gusta invertir en viajar y deseo que mis hijos viajen, pero no a sitios de lujo u hoteles con todo incluido. Me gusta acercarme a los barrios o los pueblos donde vive la gente normal y corriente, pues mantenernos en nuestra propia burbuja nos lleva a olvidarnos de lo mucho que tenemos que agradecer. Por cierto, en ese viaje también aprendí a amar a Chile y por eso regresé varias veces y me he quedado largas temporadas allí.

Práctica de la gratitud: gratitud en general y expresar gratitud a los otros

Para que puedas cultivar la gratitud es indispensable que participes de manera regular en actividades breves diseñadas para ese fin. A continuación te ofrezco tres potentes ejercicios y una meditación guiada para que comiences a aprovechar los regalos de esta emoción.

MENSAJE ESPONTÁNEO

Ser padres no es fácil. Nadie nace con un manual sobre cómo hacerlo bien, creo que en eso coincidimos casi todos. ¿Alguna vez les has agradecido a tus padres todo lo bueno y lo positivo que han hecho en tu vida? Si lo has hecho, ¿les has agradecido algo recientemente? Que te hayan apoyado para que estudies, que hayan cuidado de tus hijos, se hayan sacrificado, hayan trabajado horas extras, te hicieran aquel regalo que tanto deseabas... La vida va pasando y a veces nos olvidamos de darles las gracias a nuestros padres, pero es tan importante y sanador poder hacerlo que la propuesta para este primer ejercicio es que apartes el libro, busques el móvil y le envíes ahora mismo un audio o un mensaje de texto a tu madre o a tu padre (puede ser también otro pariente significativo) para agradecerles algo que quizá nunca les habías agradecido antes.

Cuando lo hayas hecho responde estas preguntas:

1) ¿Cómo te has sentido antes de hacerlo?

_____

_____

2) ¿Cómo te has sentido después?

_____

_____

3) ¿Cómo crees que lo ha recibido tu madre/ padre?

_____

_____

4) ¿A qué otras personas significativas de tu vida te gustaría darles las gracias?

_____

_____

CARTAS DE GRATITUD

Trae al plano de la conciencia a alguien que hizo o dijo algo que te permitió y facilitó poder ser madre y por lo cual le estarás eternamente agradecida. Puede ser tu pareja, algún familiar, doula, matrona, médico o amiga.

A continuación escribe de tu puño y letra una carta de agradecimiento a la persona elegida. Es importante que describas de manera específica y concreta con la mayor cantidad de detalles posibles lo que esta persona hizo y cómo su comportamiento contigo afectó a tu vida de manera positiva. Evita ser demasiado rígida y escribe desde el corazón, aunque luego haya tachones o errores.

No es necesario, pero si quieres obtener mayores beneficios de esta práctica lo ideal es entregarla en mano y leérsela al receptor o enviarla por correo postal o de manera electrónica. Si la persona receptora ha fallecido, puedes guardar la carta o llevarla al cementerio. Este proceso es muy poderoso y podría sanar algún trauma emocional o un duelo no resuelto.

Este ejercicio no solo hará sentir feliz a quien reciba la carta, sino que también te llenará de emociones positivas mientras la escribes y mientras la entregas.*

CARTA A TI MISMA

Cuando finalicé mi segunda lactancia me di cuenta de que el proceso terminó y la vida siguió. Mi pareja nunca me agradeció los casi cinco años invertidos en dos lactancias seguidas; mis hijos tampoco, eran superpequeños. Pero para mí había sido una experiencia tan hermosa como exigente. Así que me escribí unas líneas de agradecimiento y, antes de la última, cogí un poco de leche y me hice un dije de lactancia materna que coloqué en un brazalete y que es un anclaje visual que me recuerda la experiencia y lo agradecida que estoy de haberla podido vivir. A partir de esa experiencia, en terapia trato siempre de agradecerles a las madres el tiempo de lactancia, las horas sin dormir, las renuncias, todas las veces que han gestionado los berrinches... Como son cosas que se da «por sentado» que debe

---

* La carta de gratitud fue propuesta por primera vez en un estudio realizado por Seligman y colaboradores llamado «Positive psychology progress: empirical validation of interventions».

hacer una madre, se valoran poco. Muchas madres lloran a mares cuando les doy las gracias de esta manera. Pero si los demás no lo hacen, por qué no hacerlo nosotras mismas.

Busca un lugar cómodo y tranquilo. Prende una vela o incienso, busca un folio y un boli. Quiero que te escribas a ti misma una carta de agradecimiento por todo lo bueno que haces en tu maternidad y que quizá pasa desapercibido o nadie se ha parado a agradecerte.

LAS TRES BENDICIONES

Este ejercicio consiste en que cada noche antes de irte a la cama te tomes unos minutos con tus hijos para pensar en tres cosas que hayan pasado ese día por las que estéis agradecidos. Cada uno las expresara verbalmente describiendo las emociones que sintió mientras experimentaba los hechos por los cuales estáis agradecidos. No es necesario que sean situaciones fuera de lo común o sucesos especiales. Puede ser cualquier detalle, por muy pequeño que sea. Algunos ejemplos: encontrar amigos en el parque, tomar un helado, ver el atardecer, aprobar un examen, visitar a los

abuelos, encontrar una moneda en el suelo, el nacimiento de un sobrino, una boda... La clave es tomarse
el tiempo necesario para hacer una reflexión sobre
cómo esos hechos aportaron algo positivo a nuestro
día, y compartirla. Repite este ejercicio diariamente durante una semana. Luego haz una pausa y vuelve a uti-
lizarlo al cabo de un par de semanas o un par de meses. Quizá puedas recurrir a esta práctica, por ejemplo,
los últimos días de cada mes. Puedes programarlo en
tu calendario.*

VISUALIZACIÓN

Quiero que traigas al plano de la conciencia a uno de
tus hijos al azar. Ahora escribe todos los atributos de
este ser, todas las cosas que te gustan de él o ella. A
continuación imagina que ese hijo no existe, que no lo
has tenido. Reconoce y enumera mentalmente todos
esos hermosos momentos, todos los beneficios y alegría que faltarían en tu vida si ese ser dejara de existir,

* Emmons y McCullough fueron de los primeros investigadores en estudiar el efecto del diario de gratitud o «hablar sobre las bendiciones», en su
investigación «Counting blessings versus burdens: An experimental investigation of gratitude and subjective well-being in daily life».

todas aquellas experiencias hermosas que no habríais transitado. Ahora regresa al presente y deja que tu corazón sienta el agradecimiento por el hecho de que la vida te haya regalado la oportunidad no solo de conocer, sino de gestar y criar a este ser humano maravilloso. Y repite mentalmente tres veces: «Gracias, hijo, por ser parte mi vida, te honro».

Vida con sentido

Hemos visto la importancia de emociones positivas como la gratitud y el perdón, así como también el mindfulness, la aceptación y la autocompasión para transformar la culpa y la frustración materna en gozo. Pero esta alquimia no se podrá sostener en el tiempo si no tienes claro cuál es el sentido de tu vida, para que estés aquí en este mundo, tu propósito vital. Y de todo esto hablaremos a continuación.

Todas las primaveras llegan a mi casa a finales de mayo las golondrinas. Y me encanta tenerlas. Encuentran espacios alrededor de la casa para hacer sus nidos. En junio es hermoso ver por el pueblo cientos de golondrinas pequeñas practicando el vuelo y, de un día para el otro, se van. El ciclo se repite año tras año. Nunca he visto un nido con golondrinas adultas, nunca se han quedado. Lo mismo pasa con los hijos, a los hijos los tenemos en casa un tiempo para enseñarles a volar, verlos practicar y emprender su propio vuelo. Tus hijos se van a ir y, si lo hacen, quiere decir que los has criado bien. Tus hijos se van a ir, lo que no significa que vayan a dejar de quererte o de necesitarte, pero es ley de vida. Los brazos de una madre siempre estarán abiertos para recibir a sus hijos cuando necesiten consejos, un abrazo o curar alguna herida, pero ten presente que tenemos hijos para que se vayan. Entonces te pido, madre: planifica tu futuro con un proyecto de vida profesional más allá de tus hijos; prepara tu futuro económicamente, no te pierdas. Puedes hacerlo poquito a poco, pero que no sea la culpa la que te amarre y te impida ir destapando a la mujer que hay debajo de la madre.

«Tengo 50 años. Puse en pausa mi profesión porque cuando nacieron mis hijos seguir trabajando era, básicamente, gastar mi salario en una guardería o cuidadora. Además, que los criase yo "era lo mejor para mis hijos", según me decían. Hoy, salir a buscar trabajo me provoca pánico, mucho miedo e inseguridad. Tener un título universitario en el armario llenándose de polvo me carcome por dentro y me siento vacía, inútil».

Esto me decía una seguidora en Instagram. Y miles de mujeres pasan por esta situación. Nos entregamos plenamente a la maternidad, pero en una sociedad en la que nuestra labor es invisible y no es «productiva» en términos económicos. Y cuando nuestros hijos se van, nos quedamos vacías, solas, sin propósito, sin salida, estresadas por el futuro económico; en muchos casos, sufriendo violencia económica de nuestras parejas o sintiendo que no tenemos salida pues dependemos de ellos. Por otra parte, puede que hayas continuado con tu profesión desde que fuiste madre, pero la maternidad nos sacude tanto que muchas veces nos replanteamos nuestras prioridades, qué es realmente importante, nuestros objetivos de vida... Hay tantos cambios que tal vez el propósito que teníamos o el plan de vida al que aspirábamos cambia, y nos sentimos confundidas. Por eso es muy importante volver a conectar contigo misma, volver a tu ser, a tu esencia. En otras ocasiones, creíamos que el propósito de nuestras vidas era casarnos, tener hijos y comer perdices como las princesas de Disney, pero luego, cuando obtenemos todo eso, no nos sentimos plenas porque no era en realidad un deseo genuino y consciente, sino, más bien, impuesto y ficticio. Y eso no quiere decir que no amemos a nuestros hijos o a nuestra pareja. Simplemente significa que quizá aspiramos a otras metas que trascienden la crianza. Y no hay nada de malo en ello.

No quiero que de un día para otro te encuentres en la tesitura del ejemplo anterior. Quiero que llegues preparada al momento en el que tus hijos emprendan su vuelo propio. En este sentido, es importante trabajar la culpa materna para que te permitas cuidarte e invertir tiempo en construir tu futuro sin sentir que estás siendo negligente con tu vida, lo que a la vez te permitirá seguir sosteniendo una maternidad gozosa. El primer paso es conocer tu misión y tu propósito en esta vida, así como también tus fortalezas y debilidades.

Desde la infancia nos han hecho creer que para ser exitosas y felices debemos seguir una carrera que nos permita mantener una economía holgada y estable. Pero también nos han hecho creer que la maternidad es el único camino para la realización personal. Quizá para muchas mujeres lo sea, pero, como acabamos de ver, los hijos crecen, las demandas cesan, las necesidades cambian y, si nuestra fuente de felicidad son solo nuestros hijos, cuando ellos se vayan nuestra vida perderá el sentido.

A veces estudiamos o nos formamos en aquello que nuestros padres nos dicen que nos «dará dinero», pero que no está realmente en consonancia con quiénes somos en realidad. Ninguna profesión nos deparará bienestar y placer si no es congruente con nuestro propósito de vida. Creo que, si eres buena en algo, si sientes que es tu misión, de alguna forma lograrás que esa actividad te provea en términos materiales. Nos desconectamos poco a poco de nuestro propósito, de nuestra esencia. Nos cubrimos con los velos que nos imponen nuestra familia, la sociedad, la cultura y la religión, pero, si estamos desconectadas de nuestro ser, vivimos solo para hacer y no para ser.

La semana pasada vi una película que me impactó. Era la historia de Antonia Brico, que tenía todas las papeletas para no cumplir su propósito en la vida: una mujer pobre e inmigrante tratando de alcanzar sus sueños en la sociedad patriarcal del Nueva York de los años veinte del siglo pasado. Sin embargo, lo consiguió, pues tenía muy claro lo que quería: ser la primera mujer en la historia en dirigir la Orquesta filarmónica de Nueva York. Había en ella una pasión y un fuego que se encendieron en sus primeros años de vida y que, por más que intentaron apagar, seguían vivos. Ir en contra de este fuego era ir en contra de ella misma. Su camino estuvo marcado por pérdidas y renuncias, pero con una convicción clara y un espíritu inquebrantable. Su clave fue planificar, confiar en sí misma, seguir su fuego interior y, principalmente, tener muy claro lo que quería lograr. De esa manera consiguió sus metas. El primer paso para una vida plena es tener claro lo que queremos conseguir en esta vida. Pero no hablo de metas a corto plazo o de cosas materiales, hablo de algo más trascendental, algo que va más allá de ti y que toca a muchas personas.

Una vida con significado es aquella en la que las personas se sienten conectadas con algo más grande que ellas mismas. El propósito es una intención a largo plazo y con visión de futuro que nos motiva y nos impulsa a lograr objetivos significativos para uno mismo y para el mundo en general, que nos orienta, nos guía.

Tener un propósito en la vida es una de las necesidades humanas más fundamentales, nos puede ayudar a superar el estrés, la ansiedad y la depresión, y es uno de los ejes centrales del bienestar.

Sin embargo, a pesar de todos estos beneficios, para muchas personas, encontrar su propósito en la vida no es ni obvio ni fácil de definir. La vida posmoderna está diseñada de una manera que nos distrae y nos aleja de nuestros verdaderos objetivos.

Por eso quiero ayudarte a que conectes con el tuyo, a que lo clarifiques y a que pongas a trabajar todos tus recursos para que tu vida se encauce hacia el cumplimiento de ese propósito. Así, no solo trascenderás la culpa materna y otras emociones negativas de la maternidad, sino que podrás llevar y sostener una vida plena y gozosa.*

IKIGAI

Seguramente hayas escuchado el término *ikigai* últimamente o estés familiarizada con él, ya que el libro de Héctor García y Francesc Miralles *Los secretos de Japón para una vida larga y feliz* ha sido un éxito mundial y best seller internacional (aunque las madres muchas veces somos las últimas en enterarnos de todo, pues no tenemos tiempo ni para ir al baño solas, conque menos aún para leer un libro).

* Puedes hacer varios test online que te ayuden a evaluar cuál es el propósito de tu vida. Te recomiendo el «Cuestionario del sentido vital» de la web «Authentic Happiness» de la Universidad de Pennsylvania.

Ikigai es una palabra japonesa cuyo sentido se asemeja al de «propósito de vida» y que se traduce como «aquello que hace que la vida sea digna de ser vivida, aquello que hace que te levantes de la cama con optimismo y esperanza». Pero, en japonés, el *ikigai* es un concepto más integral, relacionado no solo con la satisfacción con la vida, sino también con la autoeficacia, la autoestima, la moral y la evaluación cognitiva del significado de la propia vida, incluida la motivación subjetiva para ganarse la vida.

Para que puedas encontrar tu *ikigai*, voy a compartir contigo el diagrama de Venn creado por Marc Winn, pues me parece, por una parte, una forma muy gráfica de entender cómo llegar a ese punto mágico en el que convergen todas las variables para definir tu *ikigai* y, por otra parte, una herramienta a partir de la cual podemos reflexionar, descubrir y planificar cuestiones de nuestra vida que nos acerquen a definir lo que he denominado *Ikigai Okaasan*, que es nuestro *Ikigai* materno pues la maternidad nos transforma transformando con ello nuestro *Ikigai*.

Este diagrama se compone de cuatro dimensiones principales: pasión, misión, vocación y profesión. Mediante las intersecciones, accedemos a una visión que conjuga lo que realmente amamos hacer con lo que el mundo necesita, para así trascender nuestro «yo», incluyendo a la vez aquello que se nos da bien hacer y que nos permite obtener una ganancia económica, que, en el caso de las madres, cobra importancia extra, ya que es la llave a la independencia económica.

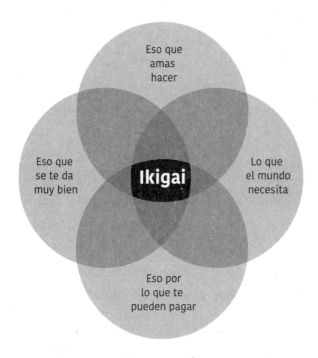

Adaptado del diagrama de Venn de Mark Winn

Basándome en el diagrama anterior, he creado una serie de preguntas para que te hagas a ti misma y, de esa manera, te vayas acercando poco a poco a tu *ikigai okaasan*, a tu propósito:

1) ¿Qué es aquello que amas hacer? ¿Qué te hace feliz? ¿Con qué pierdes la noción del tiempo? Haz una lista

de todo aquello que sabes que te hace feliz, que te hace disfrutar, te gusta o te motiva. Se trata de esas actividades que, cuando las realizas, de repente pierdes la noción del tiempo, y quizá han pasado un par de horas y no te has dado ni cuenta. Conecta con tu niña interior, recuerda aquello que te gustaba hacer en tu infancia, esas cosas con las que tanto disfrutabas. Suele suceder que, cuando crecemos, nos desconectamos de actividades que de peques nos hacían muy felices. Tal vez ahora, por nuestra falta de tiempo, nos estén pasando desapercibidas, pero aquello que hacíamos en nuestra niñez puede darnos muchas pistas en la tarea de encontrar sentido a nuestra vida.

2) ¿En qué actividades destacas? ¿Qué es lo que se te da muy bien hacer? ¿Cuáles son tus dones y talentos? Piensa en los cumplidos que recibes sobre actividades que realizas, en tus dones y talentos. Haz una lista de las tareas que se te dan bien de una forma muy natural y que casi no te implican esfuerzo alguno.

La conjunción entre aquello que amas y aquello en lo que eres bueno forma tu pasión. Cuando encuentras eso que combina ambas aristas, te encaminas a tu *ikigai okaasan*. Para sentir esa pasión, debes reflexionar e indagar sobre aquellas actividades que se te dan bien de manera natural, que te encanta hacer y que, a la vez, eres buena haciéndolas o destacas de alguna manera, como si sintieras aquel fuego que impulsaba a Antonia Brico. Cuando logras combinar talento con placer a la hora de realizar una actividad, experimentas un estado necesario para una vida con sentido y propósito.

Puede darse el caso de que no tengamos talento, natural o adquirido, para determinadas tareas o actividades que nos fascinan. Sin embargo, con práctica y entrenamiento podemos desarrollarlo. Hay deportes en los que la altura o el peso son requisitos excluyentes, pero en la música, por ejemplo, tener un buen oído o ritmo son dones que, combinados con la práctica, pueden hacer que destaquemos.

Es mucho más valioso entrenar para una actividad que nos apasiona, pero para la cual no destacamos naturalmente, que invertir tiempo y energía en una actividad en la que somos muy buenas, pero que no nos llena, no enciende nuestra pasión. Además, no hace falta que seas la mejor del mundo en algo, basta con que destaques, con que se te dé bien y puedas darle tu marca personal, ese plus único que cada ser humano tiene. Así que no te desanimes.

3) ¿Qué necesidades hay actualmente en el mundo? ¿Qué cosas te gustaría cambiar del mundo actual? ¿Cómo puedes aplicar tus talentos para ayudar a los demás? ¿Cómo podrías usar tus talentos para construir un mundo mejor? Haz una lista de aquello que te gusta hacer, para lo que eres buena y que crees que, a la vez, puede transformar al mundo, tu ciudad o tu barrio en un lugar mejor. A

veces pensamos que nuestros talentos no pueden aportar nada el mundo, pero es cuestión de indagar, de reflexionar, de abrir la mente. Por ejemplo, si eres muy buena y te encanta pintar, proponer un programa para pintar murales con mensajes antiacoso en las escuelas de tu zona estaría yendo un paso más allá de la pasión y sería una aportación a la sociedad. De todos modos, quizá en este momento trascender tu yo solo se limite a tu familia o tu círculo cercano, y eso también es válido para una vida con propósito.

Conocer lo que el mundo necesita te va a orientar para que puedas aunar tus talentos y tu pasión hacia un fin que vaya más allá de ti misma, de tu beneficio o bienestar, pues, como dice Thich Nhat Hanh, «inter-somos».

Misión: Un propósito que trascienda nuestros intereses personales y se enfoque en algo más holístico, tocando la vida de muchas personas y orientado al beneficio de todos los seres, es el que dará un sentido especial a tu vida y te proporciona energía y motivación extra para cumplirlo. Con la conjunción entre aquello que amas, aquello para lo que eres buena y lo que el mundo necesita, encontrarás tu misión. Es decir, cuando utilizas tus talentos para construir una sociedad mejor, un mundo más justo, te acercas a tu propósito. Ten también en cuenta que tu misión de vida puede mutar y cambiar a lo largo de tu existencia, según adquieras nuevos saberes y experiencias.

4) ¿Qué actividades de las que realizas podrían transformarse en un negocio? ¿Qué cosas de las que te apasionan podrían generar algún ingreso? ¿Cuáles de tus talentos son demandados en el mercado laboral actual? ¿Cómo podrías adaptar tu pasión y orientarla hacia la producción de bienes o servicios? En este punto, la tarea es explorar e indagar en todas las tareas y actividades en las que destacas y que, a la vez, sean susceptibles de un intercambio económico. Aunque no todo el mundo está interesado en obtener ganancias monetarias de sus talentos, está claro que si obtienes tus ingresos económicos de una actividad que te apasione y tienda a un bien mayor, será más probable que tu trabajo o profesión esté en consonancia con tu propósito. También puede suceder que, aun separando tu profesión de tu misión, te encamines hacia tu *ikigai*, pero, de todas formas, si estas dos facetas se distancian demasiado en términos de valores o fines, quizá percibas una incoherencia que te aleje de tu propósito. Por ejemplo, si tu pasión es la vida silvestre y tienes un talento especial con los animales, pero trabajas en una carnicería, puede que esta discrepancia te aleje de tu bienestar. Aunque mucha gente no puede elegir su trabajo actual, si conoce sus talentos y su pasión, con tiempo y dedicación, es mucho más probable que pueda transformarlos en su futura profesión.

La combinación entre lo que el mundo necesita y aquello por lo que pueden pagarte determina tu vocación, mientras que la profesión es la conjunción entre aquello por lo que pueden pagarte y aquello en lo que eres buena. Es importante, entonces, que te detengas a reflexionar si tu profesión actual es congruente con tus valores, con tu misión, pues el trabajo no es solo un medio para generar dinero, sino que debiera ser un recurso que te genere satisfacción personal y trascienda tus propios intereses. La congruencia entre vocación y profesión se expresa muy bien en la conocida frase: «Elige un trabajo que te guste y no tendrás que trabajar ni un día de tu vida».

El *ikigai* es una búsqueda personal, no es igual para todo el mundo. A algunas personas las respuestas les aparecen más rápidamente, a otras les lleva más tiempo. No te presiones, ten paciencia.

UNA HISTORIA DE *IKIGAI* QUE INSPIRA

Hace un año comencé a seguir en TikTok a Aaron Murphy (@MurphsLife), un influencer canadiense que, a mi entender, ha encontrado su *ikigai*. No solo ha ayudado a miles de familias en situaciones extremas, sino que ha logrado que millones de personas de todo el mundo se unan por una causa noble, haciendo de este mundo un lugar mejor.

A los treinta años padecía ansiedad crónica y se refugiaba en el alcohol, bebía diariamente, se sentía

---

desanimado, sin esperanza. Según sus propias palabras, su vida «no tenía ningún sentido». Cuando tocó fondo, decidió hacer un cambio radical, dejar el alcohol y el tabaco y buscar una vida más saludable y con sentido. Fue así como en 2019 dejó la vida cómoda que llevaba en Salt Lake City, Utah, y empezó a viajar de mochilero por Latinoamérica con el objetivo principal de aprender español, algo que siempre había anhelado. En Colombia conoció a muchas familias de inmigrantes venezolanos sin techo. Muchas habían perdido todo lo que habían conseguido con años de trabajo al huir de su país por la situación económica, política y social. Que se le acercaran niños sin hogar pidiendo trabajo le impactó profundamente, porque se dio cuenta de que la pobreza que experimentaban era estructural y por falta de oportunidades. Ver a personas que trabajaban jornadas de catorce horas sin días libres, sin poder ver a sus familias y que, aun así, mantenían la esperanza, la gratitud y la fe intactas fueron lecciones de vida que no esperaba. Fue así como comenzó a hacer vídeos contando las historias que más le habían conmovido, y su hermana le sugirió que se abriera una cuenta en TikTok, a lo que él era reacio.

Sin embargo, al final le hizo caso y, mientras publicaba vídeos en TikTok para compartir con el mundo el mensaje de perseverancia y resiliencia, así como la realidad de que tu vida puede cambiar de un día para otro, aprendía español a través del contacto con la gente.

Sus familiares y amigos, al ver en estos vídeos cómo vivía la gente y las necesidades que pasaban, comenzaron a hacer donaciones espontáneas para ayudar a estas familias. Aquello fue el inicio del cambio para Murphy, que pasó de hacer vídeos de mochilero a convertirse en un conducto para el cambio social. Sin darse cuenta y sin buscarlo, su contenido comenzó a hacerse viral.

Mientras estaba en Ecuador publicó la primera historia que se viralizó. Su vecino de quince años, David, había sido abandonado junto a sus dos hermanos pequeños por su madre, una mujer alcohólica y mantenía a su familia mediante la venta callejera. La gente empezó a hacer donaciones para ayudarlo a pagar el alquiler y la comida durante varios meses.

A partir de ese momento, Murphy comenzó a recolectar dinero a través de donaciones para ayudar a la gente a reparar sus casas, para que los niños pudieran volver a estudiar, montó muchos microemprendimientos para que las familias pudieran abastecerse a largo plazo, y cambió miles de vidas. Su idea no era darles dinero, sino ayudarlos a salir de esas situaciones adversas. Murphy siempre hacía vídeos que contaban adónde iba el dinero que donaban sus seguidores, lo que fortalecía la confianza en su proyecto.

Unió lo que amaba hacer (viajar, conocer gente y aprender español) con aquello que se le daba bien (comunicar, crear contenido) y lo que mundo necesita (trabajo, ayuda a los desfavorecidos, empatía). En cuanto al dinero, en su caso, su plan no era económico. Sin embargo, a través de las donaciones, puede seguir con su proyecto y llevar una vida simple, pero llena de satisfacciones y motivación. Actualmente se ha emparejado con una mujer ecuatoriana y tiene un bebé precioso.

¿Qué le da sentido a tu vida? ¡Sal de tu zona de confort y averígualo! Hoy puede ser el primer día de una vida con propósito.

MEDITACIÓN GUIADA

Busca un lugar tranquilo. Adopta una postura cómoda, cierra los ojos y relaja el cuerpo. Deja que los brazos caigan a los lados o colócalos sobre los muslos.

Como en todas nuestras meditaciones, la espalda debe estar relajada, pero erguida. Comenzamos con una inhalación lenta y profunda por la nariz, seguida de una exhalación. Seguimos inhalando y exhalando por la nariz lenta y profundamente durante tres ciclos.

Quiero que imagines que han pasado cuarenta o cincuenta años. Te encuentras en una cama de hospital, con tubos a tu alrededor. Tienes las manos llenas de manchitas, el pelo encanecido y la cara surcada de profundas arrugas. Te encuentras débil y cansada, y sabes que solo te quedan unos minutos de vida, quizá una hora. Estás rodeada de tus seres queridos, que te sostienen la mano y te acarician y, de un momento a otro, toda tu vida pasa por tu cabeza como una película. De golpe caes en la cuenta de que todas las oportunidades que se te presentaron a lo largo de tu vida ya no volverán. Te das cuenta de que ya no verás un nuevo amanecer en tu balcón, ni un atardecer en la playa. Te das cuenta de que ya no habrá más abrazos de tus hijos ni paseos nocturnos con tu perro. Tu vida ha pasado. Mientras todos a tu alrededor lloran esperando el inminente final, tú sientes la impotencia de no haberte animado a hacer aquel viaje, no haber terminado aquella relación a tiempo, no haber pasado tiempo con tus nietos, no haber acabado esos estudios... Mientras te lamentas, sucede algo mágico: visualizas frente a ti a un ancestro que llega para cumplir tu último deseo. Lo que pides es volver atrás en el tiempo. De repente, abres los ojos y te encuentras a ti misma en el momento presente, con tus hijos aún pequeños, tu cuerpo fuerte, tu cara libre de arrugas. La vida te ha regalado una segunda oportunidad.

Quédate con esta idea en la mente mientras llevas el foco nuevamente a la respiración, a sentir el aire entrando y saliendo del cuerpo.

Coloca una mano a la altura del corazón y pregúntate: ¿Son mis problemas actuales tan complicados como creo? ¿Soy feliz con esta realidad en la que vivo? ¿Estoy yendo en contra de mis valores con algunas de mis decisiones? ¿Estoy en una relación que no me aporta nada solo por mis hijos o por el qué dirán? ¿Hay cosas que quisiera cambiar de mi vida, pero no me decido? ¿Estoy compartiendo tiempo de calidad con los seres a los que amo? ¿Qué cosas cambiaría hoy en mi vida? ¿Qué es lo peor que me podría pasar si me lanzo a ir a por mis sueños? ¿Y qué es lo mejor que me podría pasar? Estás a tiempo de cambiar tu futuro y que, cuando llegue el momento, te vayas en paz, sin deudas pendientes, sin arrepentimientos, sin pensar «que habría pasado si...».

Conecta nuevamente con tu respiración, haz una inhalación muy lenta, exhala por la boca liberando todas tus emociones y, cuando estés lista, abre los ojos y vuelve al momento presente.*

MI MEJOR YO POSIBLE

El mejor yo posible (*best possible self*) es una de las herramientas más utilizadas en la actualidad en las intervenciones de psicología positiva debido a que, según la evidencia, su uso produce mejoras significativas en el bienestar, aumenta los niveles de optimismo en el futuro y está ligada con el propósito en la vida al servir como una especie de guía que nos permite hacer ajustes en el presente y nos recuerda aquello que es importante para nosotros.

Busca un lugar tranquilo en el que puedas estar sola quince o veinte minutos. Siéntate en una posi-

---

* Está meditación se inspira en un vídeo motivacional de Ian Daniel Pratt, @ianpratt.

ción cómoda; también puedes recostarte. Ahora imagina tu vida dentro de cinco, diez o quince años. Piensa en cómo sería ese futuro si todo lo que has planificado y soñado se cumple. Has hecho todo lo que estaba a tu alcance, has dedicado tiempo, esfuerzo y recursos y has logrado cumplir todas tus metas y objetivos. Has alcanzado tu potencial máximo. Con esa idea en mente escribe lo más detalladamente posible:

1) ¿A qué te dedicas o qué estás haciendo en ese futuro?

_____

_____

2) ¿Con quién estás en ese futuro?

_____

_____

3) ¿Qué cosas son realmente importantes y por qué?

_____

_____

4) ¿Dónde estás en ese futuro?

_____

_____

Después de realizar este ejercicio del «mejor yo posible», responde las siguientes preguntas:

¿Qué quiero dejar como legado en esta vida? ¿Qué fortalezas, dones y habilidades puedo explotar para conseguir llegar a ese futuro?

MEDITACIÓN DE CIERRE

Antes de comenzar, quiero que busques un lugar en el que nadie te moleste y adoptes una postura correcta para meditar. Puedes sentarte en el suelo o en una silla. A continuación voy a pedirte que cierres los ojos y conectes con tu respiración. Haremos cinco respiraciones lentas y profundas. En cada inhalación, observa cómo entra el aire por las fosas nasales y llega hasta el diafragma. Con cada exhalación, lleva la atención a la sensación del aire, ahora más cálido, que te roza la punta de los labios.

Visualiza frente a ti un edificio grande, altísimo, muy lujoso, con adornos de mármol y oro y techos altos pintados magistralmente. Entras por la recepción, subes a uno de los ascensores y observas cómo vas subiendo piso tras piso. Cada vez que subes, cuentas una inhalación y una exhalación. Subes 1, 2, 3, 4, 5, 6, 7, 8, 9, 10, 11, 12, 13, 14, 15 pisos hasta llegar a la azotea. Cuando la puerta se abre, lo que encuentras allí te deja maravillada, obnubilada. En la terraza de aquel lujoso edificio se ha construido un hermoso jardín secreto. Lo recorres y observas una bella fuente en el centro, donde nadan peces anaranjados muy grandes. Contemplas la gran variedad de flores y te detienes a oler una rosa amarilla que encuentras en tu camino. En el jardín hay árboles y pequeños arbustos. Puedes escuchar los pájaros cantar, sientes el aroma a lavanda fresca mientras recorres ese maravilloso jardín. De repente, descubres un pequeño invernadero de cristal y, como hace bastante frío, decides entrar. Hay flores de diferentes formas y colores. En el centro, se encuentran dos sillas enfrentadas. Te sientas en una a descansar. Ahora quiero que imagines que entra en el invernadero una figura femenina importante en tu vida. No lo pienses mucho, simplemente deja entrar a la primera persona que venga a tu cabeza. Puede que esté viva o que haya pasado a otro plano existencial. Ella se acerca y se sienta frente a ti. Sin mediar palabra os miráis a los ojos. El jardín mágico te regala la oportunidad de decirle a esta persona algo, que puede ser: una pregunta, una disculpa, un agradecimiento por algo que haya hecho por ti o lo que te nazca del corazón. Tú eliges. Una vez que lo decides, haces tu pregunta o comunicas lo que necesites y esta mujer te contesta o te responde con algún gesto. Acto seguido, se levanta y se retira del invernadero. Conecta con tu respiración, saborea este momento. A continuación entra una segunda mujer importante en tu vida. Se sienta en la silla frente a ti y repites lo mismo que con la anterior: le haces una pregunta o le agradeces algo o le pides una explicación, lo primero que venga a tu mente. Si así lo sientes, puedes acercarte, tocarla, abrazarla; haz lo que tú sientas, déjate llevar. Después de interactuar, esta segunda mujer también se levanta y se retira. Y entra por la puerta una última figura femenina importante en tu vida, se sienta frente a ti y te comunicas con ella como con las anteriores: le cuentas algo, le das las gracias, le pides perdón o simplemente te abres a que ella te dé algún mensaje. Pasado un momento, esta última mujer también se retira. Tú te quedas sentada sintiendo toda esta energía, sintiendo que has liberado un peso emocional, que te has nutrido en este viaje, y lentamente sales del invernadero, te despides del jardín secreto, quizá tocas alguna flor por el camino y te metes en el ascensor. Ahora conectas con tu respiración y, por cada piso que bajas, cuentas una inhalación y una exhalación. Bajas 15, 14, 13, 12, 11, 10, 9, 8, 7, 6, 5, 4, 3, 2, 1 hasta llegar a la planta baja. Sales del edificio y, cuando estés lista, abres los ojos y regresas al aquí y ahora.

Hemos llegado al final de nuestro viaje y espero de corazón que volvamos a encontrarnos. Antes de despedirme, te quiero agradecer que hayas llegado hasta el final y felicitarte por ello. Como madre, soy consciente de que probablemente no ha sido fácil encontrar los momentos y espacios oportunos para avanzar en tu lectura, por lo que el mérito es doble. El trabajo que hemos realizado es muy profundo e importante; los procesos de sanación consumen mucha energía, por lo que es normal que te hayas sentido cansada durante el proceso. Sin embargo, seguramente te sientas también más liviana.

Te aconsejo que dentro de tres meses vuelvas a coger el cuestionario del inicio, sobre las emociones que más frecuentemente experimentamos en la maternidad, y lo repitas para que puedas evaluar si ha habido cambio. Ten en cuenta que, para que realmente consigas realizar la tan anhelada alquimia materna, es indispensable que practiques, que hagas ejercicios y que emprendas un trabajo reflexivo de tu historia. Si es posible, busca ayuda terapéutica. También puedes descargarte aplicaciones para meditar. No hace falta que medites una hora por día, pero al menos unos minutos antes de acostarte o en algún hueco de tu día. Y, si no puedes meditar, el mindfulness informal puedes practicarlo en lo cotidiano. Para ello, absorbe en detalle todo lo que te rodea. No solamente para practicar la atención plena, sino también para estar alerta de todo lo positivo que tienes en tu vida. De esta manera, no dejaremos que la culpa nos consuma, nos perturbe ni se apodere de nosotras y nuestros pensamientos. Estoy convencida de que este libro va a cambiar algo dentro de ti. Y lo realmente fantástico de este trabajo interno es que todos los cambios que hagas en ti, en tu percepción de la maternidad, la culpa y los mandatos de perfección, van a afectar en cierta medida a tus hijas, a tus nietas y a futuras generaciones, porque estas mujeres van a crecer y se van a socializar con perspectivas diferentes. Este trabajo que estás haciendo es un acto de amor muy grande que trasciende a tu persona.

Recuerda también que necesitamos la culpa, que a la culpa adaptativa es importante escucharla, escucharte.

Por último, si este libro te ha tocado algo dentro, si te ha aportado cosas, me sentiría honrada de conocer tu opinión, que es muy valiosa para mí, pues, gracias al feedback de otras madres aprendo y hago ajustes. Puedes hacerme llegar tu opinión o comentarios mediante una valoración del libro en alguna plataforma, como Amazon o en mis redes sociales (@mamaminimalista).

Te deseo una maternidad libre, una maternidad plena, una maternidad de luces y de sombras, una maternidad de aprendizaje, una maternidad gozosa. Feliz vida y feliz crianza.

BIBLIOGRAFÍA

Acebrón Morales, C., *La construcción social de la maternidad: Análisis teórico y nuevos modelos desde la genealogía feminista*, trabajo de fin de máster, Universitat Jaume I, Castellón de la Plana, 2022.

Ainsworth, M. D. S., M. C. Blehar, E. Waters y S. Wall, *Patterns of Attachment: A Psychological Study of the Strange Situation* (1.ª ed.), Psychology Press, 1979, <https://doi.org/10.4324/9781315802428>.

Alstott, A., «*What does a fair society owe children - and their parents?*», *Fordham Law Review*, vol. 72, 2004, p. 1941.

Anju, D., C. Anita, J. Raka, Y. Deepak y Vedamurthachar, «Effectiveness of yogic breathing training on quality of life of opioid dependent users», *International Journal of Yoga*, vol. 8, n.º 2, 2015, pp. 144-147, DOI: 10.4103/0973-6131.154075.

Aparicio, F., «Creencias limitantes y potenciadoras: conoce tu cerebro», Top doctors, 2021, <https://www.

topdoctors.es/articulos-medicos/creencias-limitantes-y-potenciadoras-conoce-tu-cerebro>.

Aravena, V., «Glorificar a la madre», Opinión, Profesionales, *Revista Psiconetwork*, 2022, <https://www.psico network.com/glorificar-a-la-madre>.

Arciniega Cáceres, M., *La construcción de la maternidad en los discursos de los blogs de madres: motivaciones, preferencias y percepciones de las lectoras*, tesis doctoral, Universitat Pompeu Fabra, Barcelona, 2019, <http://hdl.handle.net/10803/667067>.

Arguís Rey, R., A. P. Bolsas Valero, S. Hernández Paniello y M. M. Salvador Monge, «Programa aulas felices: Psicología positiva aplicada a la educación», Equipo SATI Zaragoza, 2012.

Arredondo Rosas, M., *Diseño y eficacia de un programa de entrenamiento en mindfulness y compasión basado en prácticas breves integradas*, tesis doctoral, Universitat Autònoma de Barcelona, 2017, M-PBI.

Arteaga Aguirre, C., M. Abarca Ferrando, M. Pozo Cifuentes y G. Madrid Muñoz, «Identidad, maternidad y trabajo. Un estudio entre clases sociales en Chile», *Revista de Ciencias Sociales*, vol. 34, n.º 48, Universidad de la República, Montevideo, Chile, 2021, pp. 155-173, <https://doi.org/10.26489/rvs.v34i48.7>.

Badinter, Elisabeth, *¿Existe el amor maternal? Historia del amor maternal. Siglos XVII al XX*, Paidós-Pomaire, Barcelona, 1981.

— *La mujer y la madre*, Madrid, La esfera de los libros, 2011.

Barrantes Valverde, K. y M. F. Cubero Cubero, «La maternidad como un constructo social determinante en el rol de la feminidad», *Wimb Lu*, vol. 9, n.º 1, 2014, pp. 29-42, <https://doi.org/10.15517/wl.v9i1.15248>.

Benzo, R. P., J. L. Kirsch y C. Nelson, «Compassion, mindfulness, and the happiness of healthcare workers», *Explore*, Nueva York, vol. 13, n.º 3, 2017, pp. 201-206, DOI: 10.1016/j.explore.2017.02.001.

Bernis Carro, C., M. R. López Giménez y P. Montero López, «Determinantes biológicos, psicológicos, y sociales de la maternidad en el siglo XXI: Mitos y realidades», XVII Jornadas de Investigación Interdisciplinaria, Instituto Universitario de Estudios de la Mujer, Universidad Autónoma de Madrid, 2009.

Bögels, S. M. y K. Restifo, *Mindful parenting: A guide for mental health practitioners*, Nueva York, Springer, 2014.

Campos, D., A. Cebolla i Martí y P. Rasal Cantó, «Mindfulness estado, habilidades mindfulness y auto-compasión en el aprendizaje de mindfulness: un estudio piloto», Àgora de salut, Universitat Jaume I, Castellón de la Plana, 2015, DOI: 2.22 227 235.

Castañeda-Rentería, L. y K. Contreras Tinoco, «Mujeres-madres que trabajan. La resignificación de la maternidad en mujeres profesionistas en Guadalajara-México», *Anthropologica*, vol. 37, n.º 43, 2019, pp. 133-151, <https://doi.org/10.18800/anthropologica.201902.006>.

Castilla, M., «Modelos y prácticas de maternidad: continuidades y cambios en dos generaciones de madres platenses», *Revista MAD*, n.º 19, 2008, pp. 63-79.

Cea Ugarte, J. I., A. González-Pinto Arrillaga y O. Cabo González, «Efectos de la respiración controlada sobre los síntomas de estrés y ansiedad en una población de 55 a 65 años: estudio piloto», *Gerokomos*, vol. 26, n.º 1, 2015, pp. 18-22, <https://dx.doi.org/10.4321/S1134-928X2015000100005>.

Chodorow, N., *The reproduction of mothering: psychoanalysis and the sociology of gender*, Berkeley, University of California Press [Hay trad. cast.: *El ejercicio de la maternidad: psicoanálisis y sociología de la maternidad y la paternidad en la crianza de los hijos*, Barcelona, Gedisa, 1984].

Cieza Guevara, Kelly, «Representaciones sociales de la maternidad de mujeres jóvenes de Lima», *Anthropologica*, vol. 37, n.º 43, 2019, pp. 39-60, <https://dx.doi.org/10.18800/anthropologica.201902.002>.

Constantinou, G., S. Varela y B. Buckby, «Reviewing the experiences of maternal guilt - the "Motherhood Myth" influence», *Health Care for Women International*, vol. 42, n.º 4-6, 2021, pp. 852-876, <https://doi.org/10.1080/07399332.2020.1835917>.

De Beauvoir, Simone, *El segundo sexo,* Madrid, Cátedra, 1949.

Desbordes, G., L. T. Negi, T. W. W. Pace, B. A. Wallace, C. L. Raison y E. L. Schwartz, «Effects of mindful-attention and compassion meditation training on amygdala response to emotional stimuli in an ordinary, non-meditative state», *Frontiers in Human Neuroscience,* vol. 6, 2012, p. 292.

Desbordes, G., T. A. Gard, E. A. Hoge, B. K. Hölzel, C. E. Kerr, S. W. Lazar, A. Olendzki y D. Vago, «Moving beyond mindfulness: defining equanimity as an outcome measure in meditation and contemplative research», *Mindfulnes,* vol. 6, 2015, pp. 356-372.

Domingo Herreras, M. H., *La incorporación de la mujer al mundo laboral en perspectiva histórica,* trabajo de fin de grado en Administración y Dirección de Empresas, Universidad de Valladolid, 2021.

Dunn, B. D., H. C. Galton, R. Morgan, D. Evans, C. Oliver, M. Meyer, R. Cusack, A. D. Lawrence y T. Dalgleish, «Listening to your heart. How interoception shapes emotion experience and intuitive decision making», *Psychological Science,* vol. 21, n.º 12, 2010, pp. 1835-1844, <https://doi.org/10.1177/0956797610389191>.

Ekman, P. y D. Keltner, «Universal facial expressions of emotion», *California Mental Health Research Digest,* vol. 8, n.º 4, 1970, pp. 151-158.

Emmons, R. A. y M. E. McCullough, «Counting blessings versus burdens: An experimental investigation of gratitude and subjective well-being in daily life», *Journal of Personality and Social Psychology*, vol. 84, n.º 2, 2003, pp. 377-389, <https://doi.org/10.1037/0022-3514.84.2.377>.

Etxebarria, I., «Las emociones autoconscientes: culpa, vergüenza y orgullo», en E. G. Fernández-Abascal, M. P. Jiménez y M. D. Martín (Coor.), *Motivación y emoción. La adaptación humana*, Madrid, Centro de Estudios Ramón Areces, 2003, pp. 369-393, <https://www.researchgate.net/publication/264909909>.

Fernández Jimeno, N., «Desafiando la institución de la maternidad: reapropiaciones subversivas de las tecnologías de reproducción asistida (TRA)», *Revista Iberoamericana de Ciencia, Tecnología y Sociedad*, vol. 11, n.º 31, 2016, pp. 119-146.

Finardi, G., F. G. Paleari y F. D. Fincham, «Parenting a child with learning disabilities: Mothers' self-forgiveness, well-being, and parental behaviors», *Journal of Child and Family Studies*, vol. 31, 2022, pp. 2454-2471, <https://doi.org/10.1007/s10826-022-02395-x>.

Flores Portal, I. C., «El perdón como potencial humano», *Temática Psicológica*, vol. 5, n.º 5, 2009, pp. 59-63, <https://revistas.unife.edu.pe/index.php/tematicapsicologica/article/view/869>.

Fraisse, G., *Los dos gobiernos: la familia y la ciudad*, Instituto de la Mujer, Madrid; Universitat de València; Feminismos, Cátedra, 2003.

Fuentes, S., Conferencia: «Madres que rompen moldes. Desafíos en la investigación de nuevas experiencias de maternidad», Conferencias de la Universidad Nacional de Córdoba, V Congreso Género y Sociedad: «Desarticular entramados de exclusión y violencias, tramar emancipaciones colectivas», 2018.

García, B. y O. L. Rojas, «Los hogares latinoamericanos durante la segunda mitad del siglo XX: una perspectiva sociodemográfica», *Estudios Demográficos y Urbanos*, vol. 17, n.º 2, 2002, pp. 261-288, <https://doi.org/10.24201/edu.v17i2.1139>.

Garrido-Rojas, Lusmenia, «Apego, emoción y regulación emocional: Implicaciones para la salud», *Revista Latinoamericana de Psicología*, vol. 38, n.º 3, 2006, pp. 493-507, <http://pepsic.bvsalud.org/scielo.php?script=sci_arttext&pid=S0120-05342006000300004&lng=pt>.

Ge, J., J. Wu, K. Li e Y. Zheng, «Self-compassion and subjective well-being mediate the impact of mindfulness on balanced time perspective in Chinese college students», *Frontiers in Psychology*, vol. 10, 2019, p. 367, <http://doi:10.3389/fpsyg.2019.00367>.

Gerritsen, R. y G. Band, «Breath of life: The respiratory vagal stimulation model of contemplative activity»,

Frontiers in Human Neuroscience, vol. 12, 2018, p. 397, <http://doi:10.3389/fnhum.2018.00397>.

Gilbert, P. y L. Woodyatt., «An evolutionary approach to shame-based self-criticism, self-forgiveness, and compassion», en L. Woodyatt, E. L. Worthington Jr., M. Wenzel y B. J. Griffin (Eds.), *Handbook of the Psychology of Self-forgiveness*, Springer International Publishing/Springer Nature, 2017, pp. 29-41, <https://doi.org/10.1007/978-3-319-60573-9_3>.

Grossmann, K., K. E. Grossmann, E. Fremmer-Bombik, H. Kindler, H. Scheuerer-Englisch y P. Zimmermann, «The uniqueness of the child-father attachment relationship: Fathers' sensitive and challenging play as a pivotal variable in a 16-year longitudinal study», *Social Development*, vol. 11, n.º 3, 2002, pp. 301-337.

Gunderson, J. y A. E. Barrett, «Emotional cost of emotional support? The association between intensive mothering and psychological well-being in midlife», *Journal of Family Issues*, vol. 38, n.º 7, 2017, pp. 992-1009, <https://doi.org/10.1177/0192513X15579502>.

Guzmán, M., «El perdón en relaciones cercanas: Conceptualización desde una perspectiva psicológica e implicancias para la práctica clínica», *Psykhe* (Santiago), vol. 19, n.º 1, 2010, pp. 19-30, <https://dx.doi.org/10.4067/S0718-22282010000100002>.

Hall, J. H. y F. D. Fincham, «Self-forgiveness: The stepchild of forgiveness research», *Journal of Social and*

Clinical Psychology, vol. 24, n.º 5, 2005, pp. 621-637, <https://doi.org/10.1521/jscp.2005.24.5.621>.

Hare-Mustin, R. T. y J. Marecek (Eds.), *Making a Difference: Psychology and the Construction of Gender*, Yale University Press, 1990.

Haro-Solís, I., B. García-Cabrero, L. Reidl-Martínez, «Experiencias de culpa y vergüenza en situaciones de maltrato entre iguales en alumnos de secundaria», *Revista Mexicana de Investigación Educativa*, vol. 18, n.º 59, 2013.

Hays, S., *Las contradicciones culturales de la maternidad*, Barcelona, Paidós, 1998.

Hensley, Barbara J., *An EMDR Therapy Primer*, 2015, DOI: 10.1891/9780826194558.

Hevezi, J., «Evaluation of a meditation intervention to reduce the effects of stressors associated with compassion fatigue among nurses», *Journal of Holistic Nursing*, vol. 34, 2015, DOI: 10.1177/0898010115615981.

Holschbach, M. A. y J. S. Lonstein, «Motherhood and infant contact regulate neuroplasticity in the serotonergic midbrain dorsal raphe», *Psichoneuroendocrinology*, vol. 76, 2017, pp. 97-106, <https://doi.org/10.1016/j.psyneuen.2016.10.023>.

Hrdy, S., *Mothers and Others: The Evolutionary Origins of Mutual Understanding*, Cambridge, Belknap Press, 2009.

Infante Blanco, A. y J. F. Martínez Licona, «Concepciones sobre la crianza: El pensamiento de madres y padres de familia», *Liberabit*, vol. 22, n.º 1, 2016, pp. 31-41, <http://www.scielo.org.pe/scielo.php?script=sci_arttext&pid=S1729-48272016000100003&lng=es&tlng=es>.

Jong, M., S. W. Lazar, K. Hug, W. E. Mehling, B. K. Hölzel, A. T. Sack, F. Peeters, H. Ashih, D. Mischoulon y T. Gard, «Effects of mindfulness-based cognitive therapy on body awareness in patients with chronic pain and comorbid depression», *Frontiers in Psychology*, vol. 7, 2016, p. 967.

Kabat-Zinn, J., *Full Catastrophe Living: Using the Wisdom of your Body and Mind to Face Stress, Pain, and Illness*, Nueva York, Delacorte, 1990 [Hay trad. cast.: *Vivir con plenitud las crisis: Cómo utilizar la sabiduría del cuerpo y de la mente para enfrentarnos al estrés, el dolor y la enfermedad*, Barcelona, Kairos, 2016].

— «Mindfulness-based interventions in context: Past, present, and future», *Clinical Psychology: Science and Practice*, vol. 10, n.º 2, 2003, pp. 144-156, <http://dx.doi.org/10.1093/clipsy/bpg016>.

Kaplan, E. A., *Motherhood and Representation: The Mother in Popular Culture and Melodrama*, Taylor & Frances/Routledge, 1992.

Kendrick, K. M., «Oxytocin, motherhood and bonding», *Experimental Physiology*, vol. 85, n.º s1, 2005, pp. 111s-124s, <https://doi.org/10.1111/j.1469-445x.2000.tb00014.x>.

Kerr, C. E., M. D. Sacchet, S. W. Lazar, C. I. Moore y S. R. Jones, «Mindfulness starts with the body: somatosensory attention and top-down modulation of cortical alpha rhythms in mindfulness meditation», *Frontiers in Human Neuroscience*, vol. 7, n.º 12, 2013.

Kim, P., «Human maternal brain plasticity: Adaptation to parenting», *New Directions for Child and Adolescent Development*, n.º 153, 2016, pp. 47-58, <https://doi.org/10.1002/cad.20168>.

Kirca, A., J. M. Malouff y J. Meynadier, «The effect of expressed gratitude interventions on psychological well-being: A meta-analysis of randomised controlled studies», *International Journal of Applied Positive Psychology*, vol. 8, pp. 63-86, 2023, <https://doi.org/10.1007/s41042-023-00086-6>.

Knibiehler, Yvone, *Historia de las madres y la maternidad en Occidente*, Buenos Aires, Nueva Visión, 2001.

Konner, M., *The Evolution of Childhood: Relationships, Emotion, Mind*, Cambridge, The Belknap Press of Harvard University Press, 2010.

Lewis, S. N. y C. L. Cooper, «The transition to parenthood in dual-earner couples», *Psychological Medicine*, vol. 18, n.º 2, 1988, pp. 477-486, <https://doi.org/10.1017/S0033291700008011>.

Llopis, María, *Maternidades subversivas*, Navarra, Txalaparta, 2015.

López Pell, A., A. Kasanzew y M. S. Fernández, «Los efectos psicoterapéuticos de estimular la connotación positiva en el incremento del perdón», *Avances en Psicología Latinoamericana*, vol. 26, n.º 2, 2008, pp. 211-226, <http://www.scielo.org.co/scielo.php?script=sci_arttext &pid=S1794-47242008000200008&lng=en&tlng=es>.

Lozano, E., *La construcción del imaginario de la maternidad en Occidente. Manifestaciones del imaginario sobre la maternidad en los discursos sobre las Nuevas Tecnologías de Reproducción*, tesis doctoral, Universidad Autónoma de Barcelona, 2001.

Luck, T. y C. Luck-Sikorski, «Feelings of guilt in the general adult population: prevalence, intensity and association with depression», *Psychology, Health & Medicine*, vol. 26, n.º 9, 2021, pp. 1143-1153, <https://doi.org/10.1080/13548506.2020.1859558>.

MacBeth, A. y A. Gumley, «Exploring compassion: a meta-analysis of the association between self-compassion and psychopathology», *Clinical Psychology Review*, vol. 32, n.º 6, 2012, pp. 545-552, <https://doi.org/10.1016/j.cpr.2012.06.003>.

McConnachie, A., N. Ayed, V. Jadva, M. Lamb, F. Tasker y S. Golombok, «Father-child attachment in adoptive gay father families», *Attachment & Human Development*, vol. 22, n.º 1, 2020, pp. 110-123, DOI: 10.1080/14616734.2019.1589067.

Medina-Bravo, P., S. Aran, R. Munté, M. Rodrigo-Alsina y M. Guillén, «La representación de la maternidad en las series de ficción norteamericanas. Propuesta para un análisis de contenido. *Mujeres desesperadas y Cinco hermanos*», II Congreso Internacional de la Asociación Española de Investigadores en Comunicación, 2009.

Mehling, W. E., C. Price, J. J. Daubenmier, M. Acree, E. Bartmess y A. Stewart, «The multidimensional assessment of interoceptive awareness (MAIA)», *PLOS ONE*, vol. 7, n.º 11, 2012, p. e48230, <https://doi.org/10.1371/journal.pone.0048230>.

Meler, I., «Parentalidad», en M. Burin, e I. Meler, *Género y familia*, Buenos Aires, Paidós, 1998.

Miguel Sorrosal, S., *Representaciones sociales de las mujeres en la maternidad y en la no maternidad*, tesis final de máster, Facultad de Ciencias Sociales y del Trabajo, Universidad de Zaragoza, 2019, <https://core.ac.uk/download/pdf/289999976.pdf>.

Miller, C. L. y S. M. Strachan, «Understanding the role of mother guilt and self-compassion in health behaviors in mothers with young children», *Women & Health*, vol. 60, n.º 7, 2020, pp. 763-775, <https://doi.org/10.1080/03630242.2020.1713966>.

Mitchell, A. E., K. Whittingham, S. Steindl *et al.*, «Feasibility and acceptability of a brief online self-compassion intervention for mothers of infants», *Archives of Women's Mental Health*, vol. 21, 2018, pp. 553-561, <https://doi.org/10.1007/s00737-018-0829-y>.

Moscoso, M. S., «El estrés crónico y la terapia cognitiva centrada en mindfulness: Una nueva dimensión en psiconeuroinmunología», *Persona*, vol. 13, 2010, pp. 11-29.

Musick, K., A. Meier y S. Flood, «How parents fare: Mothers' and fathers' subjective well-being in time with children», *American Sociological Review*, vol. 81, n.º 5, 2016, pp. 1069-1095, <https://doi.org/10.1177/0003122416663917>.

Nari, M., *Políticas de maternidad y maternalismo político: Buenos Aires, 1890-1940*. Buenos Aires, Biblos, 2004.

Neff, K. D., «The development and validation of a scale to measure self-compassion», *Self and Identity*, vol. 2, 2003, pp. 223-250, DOI: 10.1080/15298860309027.

Neff, K. D., K. L. Kirkpatrick y S. S. Rude, «Self-compassion and adaptive psychological functioning», *Journal of Research in Personality*, vol. 41, n.º 1, 2007, pp. 139-154, <https://doi.org/10.1016/j.jrp.2006.03.004>.

Núñez, P. y C. Contreras, *La licencia por maternidad de la trabajadora*, Dykinson, Madrid, 2007.

Oiberman, A., «Historia de las madres en Occidente: repensar la maternidad», *Psicodebate. Psicología, Cultura y Sociedad*, vol. 5, Universidad de Palermo, Argentina, 2005, pp. 115-129.

Palomar Verea, C. y M. E. Suárez de Garay, «Los entretelones de la maternidad: a la luz de las mujeres filicidas», *Estudios Sociológicos de El Colegio De México*, vol. 25, n.º 74, pp. 309-340, <https://doi.org/10.24201/es.2007v25n74.452>.

Paricio del Castillo, Rocío y Cristina Polo Usaola, «Maternidad e identidad materna: deconstrucción terapéutica de narrativas», *Revista de la Asociación Española de Neuropsiquiatría*, vol. 40, n.º 138, 2020, pp. 33-54, Epub, 15 de febrero de 2021, <https://dx.doi.org/10.4321/s0211-573520200020003>.

Pelucchi, S., F. G. Paleari, C. Regalia y F. D. Fincham, «Self-forgiveness in romantic relationships: It matters to both of us»: Correction to Pelucchi *et al.*, 2013, *Journal of Family Psychology*, vol. 27, n.º 6, 2013, p. 861, <https://doi.org/10.1037/a0034776>.

Polanen, M. van, C. Colonnesi, R. G. Fukkink y L. W. C. Tavecchio, «Is caregiver gender important for boys and girls? Gender-specific child-caregiver interactions and attachment relationships», *Early Education and Development*, vol. 28, n.º 5, 2017, pp. 559-571, <https://doi.org/10.1080/10409289.2016.1258928>.

Poviña, A., «La idea sociológica de "comunidad"», Actas del Primer Congreso Nacional de Filosofía, Universidad Nacional de Cuyo, Argentina, 1994.

Psychogiou, L., K. Legge, E. Parry, J. Mann, S. Nath, T. Ford y W. Kuyken, «Self-compassion and parenting in mothers and fathers with depression», *Mindfulness*, vol. 7, 2016, pp. 896-908, <https://doi.org/10.1007/s12671-016-0528-6>.

Ramírez Parra, P., «Madres combatientes o la afirmación de la figura de la "buena madre"», *Polis, Revista de la Universidad Bolivariana*, Chile, vol. 10, n.º 28, 2011, pp. 221-242.

Ratnapalan, S. y H. Batty, «To be good enough», *Canadian Family Physician*, vol. 55, n.º 3, marzo de 2009, pp. 239-42, PMID: 19282524, PMCID: PMC2654 842.

Rich, Adrienne, *Of Woman Born: Motherhood as Experience and Institution*, Nueva York, Norton, 1976.

Rotkirch, A. y K. Janhunen, «Maternal guilt», *Evolutionary Psychology*, vol. 8, n.º 1, 2010, <https://doi.org/1 0.1177/147470491000800108>.

Saletti, L., «Propuestas teóricas feministas en relación con el concepto de maternidad», *Clepsydra. Revista de Estudios de Género y Teoría Feminista*, vol. 7, 2008, pp. 169-184.

Sánchez Benítez, N., «La experiencia de la maternidad en mujeres feministas», *Nómadas*, vol. 44, Universidad Central - Colombia, 2016, pp. 255-267.

Sánchez Rivera, M., «Construcción social de la maternidad: el papel de las mujeres en la sociedad», *Opción*, vol. 32, n.º 13, Universidad del Zulia, Maracaibo, Venezuela, 2016, pp. 921-953.

Santachita, A. y M. Vargas, «Mindfulness en perspectiva», *Revista de la Asociación Española de Neuropsiquiatría*, vol. 35, n.º 127, 2015, pp. 541-553.

Shapiro, F. y M. S. Forrest, *EMDR: Una terapia revolucionaria para superar la ansiedad, el estrés y los traumas*, Barcelona, Kairos, 2008.

Shapiro, L. J. y E. S. Stewart, «Pathological guilt: a persistent yet overlooked treatment factor in obsessive-compulsive disorder», *Annals of Clinical Psychiatry, official journal of the American Academy of Clinical Psychiatrists*, vol. 23, n.º 1, 2011, pp. 63-70.

Shapiro, S. L., L. E. Carlson, J. A. Astin y B. Freedman, «Mechanisms of mindfulness», *Journal of Clinical Psychology*, vol. 62, n.º 3, 2006, pp. 373-386.

Sidebotham, C., «Good enough is good enough!», *British Journal of General Practice*, vol. 67, n°. 660, julio 2017, p. 311, DOI: 10.3399/bjgp17X691409.

Souza, M., «La individualidad postmoderna: una lectura del pensamiento de Pietro Barcellona y Boaventura de Sousa Santos», *Cuadernos Electrónicos de Filosofía del Derecho*, vol. 2, 1999.

Stromberg, S. E., M. E. Russell y C. R. Carlson, «Diaphragmatic breathing and its effectiveness for the management of motion sickness», *Aerospace Medicine and Human Performance*, vol. 86, 2015, pp. 452-457, DOI: 10.3357/AMHP.4152.2015.

Tala, Á., «Gracias por todo: Una revisión sobre la gratitud desde la neurobiología a la clínica», *Revista Médica de Chile*, vol. 147, n.º 6, 2019, pp. 755-761, <https://dx.doi.org/10.4067/S0034-98872019000600755>.

Teasdale, J. D., R. G. Moore, H. Hayhurst, M. Pope, S. William y Z. V. Segal, «Metacognitive awareness and prevention of relapse in depression: empirical evidence», *Journal of Consulting and Clinical Psychology*, vol. 70, 2002, pp. 275-287, DOI: 10.1037/0022-006X. 70.2.275.

Toussaint, L. L., J. R. Webb y J. K. Hirsch, «Self-forgiveness and health: A stress-and-coping model», en L. Woodyat, E. L. Worthington, Jr., M. Wenzel y B. J. Griffin (Eds.), *Handbook of the Psychology of Self-forgiveness*, Springer International Publishing/Springer Nature, 2017, pp. 87-99, <https://doi.org/10.1007/978-3-319-60573-9_7>.

Valentine, K., C. Smyth y J. Newland, «"Good enough" parenting: Negotiating standards and stigma», *The International Journal on Drug Policy*, vol. 68, 2019, pp. 117-123, <https://doi.org/10.1016/j.drugpo.2018.07.009>.

Vera, A., «Creencias limitantes», *Repositorio Universidad Iberoamericana Puebla*, México, 2013, <http://hdl.handle.net/20.500.11777/1834>.

Verniers, C., V. Bonnot y Y. Assilaméhou-Kunz, «Intensive mothering and the perpetuation of gender inequality: Evidence from a mixed methods research», *Acta Psychologica*, vol. 227, 2022, 103614, <https://doi.org/10.1016/j.actpsy.2022.103614>.

Verschueren, K. y A. Marcoen, «Representation of self and socioemotional competence in kindergartners:

Differential and combined effects of attachment to mother and to father», *Child Development*, vol. 73, n.º 6, 2002, pp. 1912-1928.

Visa Barbosa, M. y C. Crespo Cabillo, «El papel de la blogosfera en la construcción social de la maternidad: de la Virgen María a las #malasmadres», *Revista de Comunicación de la SEECI*, n.º 37, 2015, pp. 299-331, <https://doi.org/10.15198/seeci.2015.37.299-331>.

Wood, A. M., J. J. Froh y A. W. Geraghty, «Gratitude and well-being: a review and theoretical integration», *Clinical Psychology Review*, vol. 30, n.º 7, 2010, pp. 890-905, <https://doi.org/10.1016/j.cpr.2010.03.005>.

Woodyatt, L. y M. Wenzel, «Self-forgiveness and restoration of an offender following an interpersonal transgression», *Journal of Social and Clinical Psychology*, vol. 32, n.º 2, 2013, pp. 225-259, <https://doi.org/10.1521/jscp.2013.32.2.225>.

Zaccaro, A., A. Piarulli, M. Laurino, E. Garbella, D. Menicucci, B. Neri y A. Gemignani, «How breath-control can change your life: a systematic review on psycho-physiological correlates of slow breathing», *Frontiers in Human Neuroscience*, vol. 12, 2018, pp. 353, DOI:10.3389/fnhum.2018.00353.